Amanda Foote

Ernährung FÜR MENTALE GESUNDHEIT kompakt

Amanda Foote

Ernährung für mentale Gesundheit kompakt

Wie Nahrungsmittel die Psyche stärken

Bei Angststörungen, Depressionen, ADHS, Bipolaren Störungen, Alzheimer und Demenz

riva

Bibliografische Information der Deutschen Nationalbibliothek
Die Deutsche Nationalbibliothek verzeichnet diese Publikation in der Deutschen Nationalbibliografie. Detaillierte bibliografische Daten sind im Internet über http://d-nb.de abrufbar.

Für Fragen und Anregungen
info@rivaverlag.de

Wichtige Hinweise
Dieses Buch ist für Lernzwecke gedacht. Es stellt keinen Ersatz für eine individuelle medizinische Beratung dar und sollte auch nicht als solcher benutzt werden. Wenn Sie medizinischen Rat einholen wollen, konsultieren Sie bitte einen qualifizierten Arzt. Der Verlag und die Autorin haften für keine nachteiligen Auswirkungen, die in einem direkten oder indirekten Zusammenhang mit den Informationen stehen, die in diesem Buch enthalten sind.

Ausschließlich zum Zweck der besseren Lesbarkeit wurde auf eine genderspezifische Schreibweise sowie eine Mehrfachbezeichnung verzichtet. Alle personenbezogenen Bezeichnungen sind somit geschlechtsneutral zu verstehen.

1. Auflage 2023

Türkenstraße 89
80799 München
Tel.: 089 651285-0
Fax: 089 652096

Die englische Originalausgabe erschien 2022 bei Rockridge Press, ein Imprint von Callisto Media, Inc., unter dem Titel *Brain Food Handbook for Mental Health*.

Übersetzung: Max Limper
Redaktion: Anna Gülicher-Loll
Umschlaggestaltung: Manuela Amode
Umschlagabbildungen: Shutterstock.com/kiwi9314, Zaie
Illustration S. 14, 47, 48, 117, 118: Shutterstock.com/adehoidar; Hintergrund: Shutterstock.com/vector illustration
Satz: inpunkt[w]o, Wilnsdorf (www.inpunktwo.de)
Druck: CPI books GmbH, Leck
Printed in the EU

ISBN Print 978-3-7423-2459-7
ISBN E-Book (PDF) 978-3-7453-2225-5
ISBN E-Book (EPUB, Mobi) 978-3-7453-2226-2

Weitere Informationen zum Verlag finden Sie unter
www.rivaverlag.de
Beachten Sie auch unsere weiteren Verlage unter www.m-vg.de

Dieses Buch ist all denen gewidmet, die schon einmal Probleme mit ihrer psychischen Gesundheit hatten: Sie sind nicht allein, und Ihre Geschichte hat viele weitere Kapitel, die erst noch geschrieben werden.

INHALT

Einführung 8
Über dieses Buch 10
Schnelleinstieg 12

TEIL 1
Die Wissenschaft 15

1. Kapitel Ernährungspsychiatrie 17

2. Kapitel Essen für die Seele 32

TEIL 2
Hirngesunde Nahrung 49

3. Kapitel Omega-3-Fettsäuren und gesunde Fette 51

4. Kapitel Mageres Protein 68

5. Kapitel Buntes Obst und Gemüse 84

6. Kapitel Probiotika und Fermentiertes......... 100

TEIL 3

Schlecht fürs Gehirn 119

7. Kapitel Zucker und Süßstoff 121

8. Kapitel Fast Food und Fertigkost 137

9. Kapitel Koffein 156

10. Kapitel Alkohol.......................... 172

Abschließende Worte 189
Ressourcen 191
Quellen 193
Stichwortverzeichnis 207

EINFÜHRUNG

Vielen Dank dafür, dass Sie mir zutrauen, Sie mit dem faszinierenden Feld der praktischen Ernährungspsychiatrie vertraut zu machen. Diese Forschungsrichtung geht der Frage nach, was man essen sollte, um neurologische und psychische Probleme zu vermeiden oder zu behandeln. Als Ernährungsberaterin bin ich auf die wissenschaftliche Seite des Essens und auf seine Wirkung auf den Körper spezialisiert. Meine Leidenschaft ist alles, was mit Ernährung zu tun hat, sei es die chemische Zusammensetzung von Nährstoffen oder der Einsatz bestimmter Nahrungsmittel zur Gesundheitsförderung. Damit verdiene ich meine Brötchen, wenn Sie mir das Wortspiel mit Nahrungsmittelbezug gestatten.

Ich habe lange in der Langzeitpflege und als selbstständige Ernährungsberaterin gearbeitet. Derzeit entwickle ich Gerichte für ein Hersteller- und Vertriebsunternehmen, das auf dem US-Markt Catering für ältere Erwachsene, Genesende, Schulkinder und Militärangehörige anbietet. Ich habe bislang sechs Kochbücher mit medizinischem Bezug verfasst, darunter zwei über die MIND-Diät zur Vorbeugung und Behandlung von Alzheimer und Demenz. Ich habe umfangreiche Studien zu Hirnerkrankungen angestellt und bin der Frage nachgegangen, wie sich die Hirngesundheit durch Ernährung verbessern lässt.

Vor allem interessiert mich die Frage, wie Nahrungsmittel insbesondere bei neurologischen oder psychischen Gesundheitsproblemen vorbeugend und heilend eingesetzt werden können. Dieses Feld wird als Ernährungspsychiatrie bezeichnet. Bei psychischen Erkrankungen gibt es mehrere anerkannte

Behandlungsmöglichkeiten – Psychotherapie, Medikamente, Verhaltensänderung –, aber nur selten wird eine Ernährungsumstellung empfohlen. Dabei ist die Ernährung unter den Faktoren, die sich schnell und unmittelbar positiv auf die geistige Gesundheit auswirken können, mit am einfachsten und am besten zu steuern. Ich selbst hatte in verschiedenen Lebensphasen mit psychischen Problemen zu kämpfen, und ich wünschte, ich hätte damals mehr über Ernährungspsychiatrie gewusst, denn dann hätte ich meine Ernährung frühzeitig auf meine Erkrankung abstimmen können.

Wissenschaftliche Belege dafür, dass die Ernährung das Gehirn und die geistige Gesundheit positiv beeinflussen kann, gibt es zuhauf. Alles, was ich auf den folgenden Seiten vorlege, ist evidenzbasiert. Alle wissenschaftlichen Fakten dieses Buchs sind durch klinische Forschung belegt, die von Psychiatern, Medizinern in der Forschung, Ernährungsberatern und anderen Wissenschaftlern auf der ganzen Welt durchgeführt wurde.

So nützlich dieses Buch auch ist, um Sie anzuleiten, wie Sie durch richtige Ernährung Ihr Gehirn in Schwung bringen können: Es sollte weder als alleiniger medizinischer Rat verstanden werden, noch die Behandlung von akuten oder chronischen psychischen Problemen wie Depressionen oder Angstzuständen ersetzen. Dieses Buch ist kein Ersatz für eine psychiatrische oder Psychotherapie. Wer sich bei seelischen Problemen fachkundige Hilfe oder ärztliche Behandlung sucht, zeigt Stärke, nicht Schwäche. Im Anhang finden Sie einige Kontakte und hilfreiche Internetseiten zur psychischen Gesundheit (siehe Ressourcen, ab Seite 191). Indem Sie sich für dieses Buch entschieden haben, haben Sie bereits einen wichtigen ersten Schritt zur Förderung Ihrer neurologischen Gesundheit getan.

ÜBER DIESES BUCH

Dieses Buch soll einfach zu benutzen sein, darum ist es in drei Teile gegliedert:

1. Teil 1, »Die Wissenschaft«, verschafft Ihnen einen Überblick über die wissenschaftlichen Grundlagen der Ernährungspsychiatrie. Hier wird erklärt, was Ernährungspsychiatrie überhaupt ist und wie sie funktioniert, erläutert die Verbindung zwischen Psyche und Darm und legt dar, wie sich die Lehren der Ernährungspsychiatrie im Alltag und in der Selbstfürsorge anwenden lassen.

2. Teil 2, »Hirngesunde Nahrung«, betrachtet eine Nahrungsmittelgruppe nach der anderen und stellt bestimmte Nahrungsmittel vor, die man in den Speiseplan integrieren kann, um Hirnfunktion und geistige Gesundheit zu verbessern. Die Bedeutung von Omega-3-Fettsäuren und gesunden Fetten wird ebenso besprochen wie die von mageren Proteinen, buntem Obst und Gemüse, von Probiotika und fermentierten Nahrungsmitteln.

3. Teil 3, »Schlecht fürs Gehirn«, geht das Thema von der anderen Seite an: Wie kann das, was man zu sich nimmt, die Hirngesundheit auf weniger positive Weise beeinflussen? Hier geht es darum, was Substanzen wie Zucker und Süßstoff, Fast Food und Fertiggerichte, Koffein und Alkohol dem Gehirn antun.

Ich kann Ihnen nur empfehlen, die Impulse dieses Buchs in Ihre täglichen Essgewohnheiten und Ihren Ernährungsalltag zu integrieren. Dazu ist es hilfreich, das Buch einmal von Anfang bis Ende durchzuarbeiten. Markieren Sie nach eigenem Ermessen bestimmte Abschnitte oder versehen Sie einzelne Seiten zum späteren Nachschlagen mit Eselsohrseiten. Teil 2 lässt sich auch als eine Art Einkaufsliste verwenden, denn es führt viele hirngesunde Nahrungsmittel und Zutaten auf, die man im Vorratsschrank, im Kühl- und Gefrierschrank haben sollte. Ich hoffe, dass Sie auf dieses Buch als Leitfaden häufig zurückgreifen werden.

SCHNELLEINSTIEG

Bitte nutzen Sie diese nach neurologischen und psychischen Problemen geordnete Tabelle als kompaktes Inhaltsverzeichnis.

PROBLEM	PASSENDE KAPITEL
ADS/ADHS	Kapitel 3: Omega-3-Fettsäuren und gesunde Fette Kapitel 4: Mageres Protein Kapitel 8: Fast Food und Fertiggerichte Kapitel 9: Koffein
ALZHEIMER UND DEMENZ	Kapitel 3: Omega-3-Fettsäuren und gesunde Fette Kapitel 5: Buntes Obst und Gemüse Kapitel 6: Probiotika und fermentierte Lebensmittel Kapitel 7: Zucker und Süßstoff Kapitel 8: Fast Food und Fertiggerichte Kapitel 9: Koffein
ANGST-ZUSTÄNDE	Kapitel 3: Omega-3-Fettsäuren und gesunde Fette Kapitel 4: Mageres Protein Kapitel 5: Buntes Obst und Gemüse Kapitel 6: Probiotika und fermentierte Lebensmittel Kapitel 7: Zucker und Süßstoff Kapitel 8: Fast Food und Fertiggerichte Kapitel 9: Koffein Kapitel 10: Alkohol

BIPOLARE STÖRUNG	Kapitel 3: Omega-3-Fettsäuren und gesunde Fette Kapitel 9: Koffein Kapitel 10: Alkohol
DEPRESSION	Kapitel 3: Omega-3-Fettsäuren und gesunde Fette Kapitel 4: Mageres Protein Kapitel 5: Buntes Obst und Gemüse Kapitel 6: Probiotika und fermentierte Lebensmittel Kapitel 7: Zucker und Süßstoff Kapitel 8: Fast Food und Fertiggerichte Kapitel 9: Koffein Kapitel 10: Alkohol

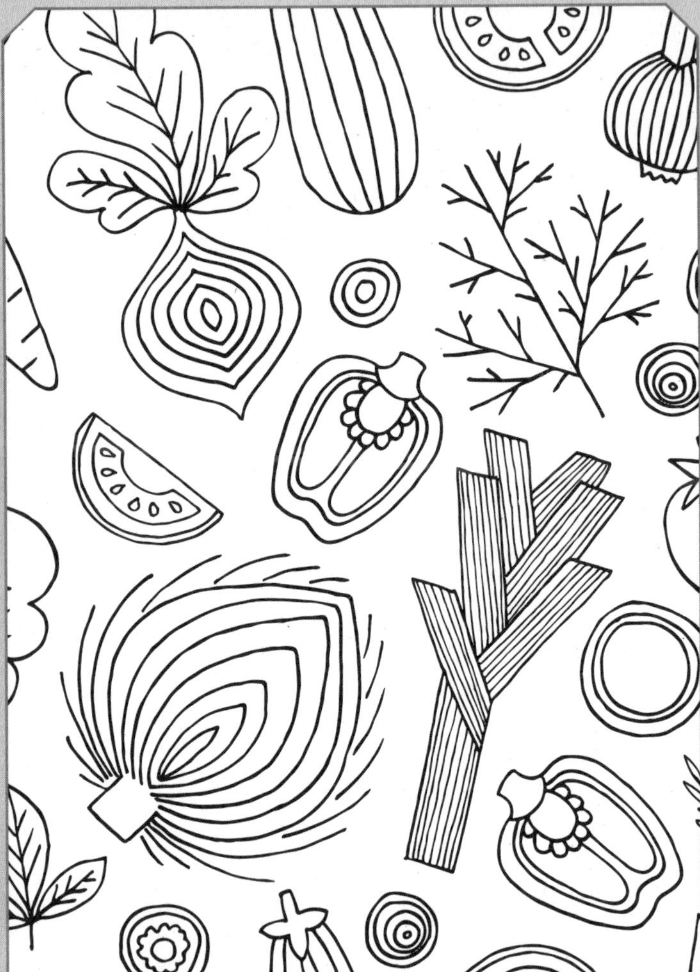

TEIL 1

Die Wissenschaft

Der erste Teil dieses Buches macht Sie mit den wissenschaftlichen Grundlagen der Ernährungspsychiatrie vertraut. Er beginnt mit einer Abhandlung über die Verbindung zwischen Psyche und Darm und über die Auswirkungen der Ernährung auf die Hirnfunktion und die geistige Gesundheit. Es wird darauf eingegangen, was genau Ernährungspsychiatrie ist, wie sie funktioniert, und wie man sie in den Alltag integriert. Sie bekommen alle nötigen Informationen an die Hand, um sofort mit einer gehirngesunden Ernährung zu beginnen. Wenn das Essen die seelische Gesundheit fördern soll, muss man nicht nur auf das Essen selbst achten, sondern auch auf Essgewohnheiten und Achtsamkeit beim Essen. Richtige Ernährung ist eine wichtige Form der Selbstfürsorge.

Die Ernährungspsychiatrie verfolgt im Wesentlichen das Prinzip, das Gehirn so zu nähren, wie man auch die anderen Teile des Körpers möglichst optimal nährt. Die Nahrung versorgt den gesamten Körper mit Energie in Form der Makronährstoffe Eiweiß, Kohlenhydrate und Fett, aber auch mit Mikronährstoffen wie Vitaminen und Mineralstoffen. Nahrung kann ebenso schädlich wie nützlich für Körper und Hirn sein. Ein Blattsalat hat eine andere Wirkung auf den Körper als ein Softdrink. In diesem ersten Teil des Buches beschreibe ich detailliert, wie Nahrungsmittel Ihre Hirnfunktionen unmittelbar verändern können, indem sie beispielsweise die Produktion von Botenstoffen wie Serotonin und Dopamin und damit Aufmerksamkeit und Stimmung positiv beeinflussen.

1. KAPITEL

Ernährungs-psychiatrie

Bevor Sie die richtige Ernährung als Mittel zur Verbesserung Ihrer seelischen Gesundheit nutzen können, sollten Sie ein Grundwissen über Ernährungspsychiatrie haben. Deshalb beschreibe ich in diesem Kapitel die Darm-Hirn-Achse, erläutere den Zusammenhang zwischen Essen und Hirnfunktion und erkläre die Rolle des Vagus (auch: Nervus vagus oder Vagusnerv). Im weiteren Kapitel geht es um die Ernährungspsychiatrie als Wissenschaft und um ihren Nutzen zur Verbesserung der Gesundheit. Dank ihrer ganzheitlichen Herangehensweise bietet sie die Grundlage für eine nährstoffreiche Ernährung, die Entzündungsreaktionen im Gehirn reduzieren kann und sich in ein umfassendes Selbstfürsorgeprogramm integrieren lässt.

Außerdem behandelt dieses Kapitel den Gegensatz zwischen klassischer Psychotherapie und Ernährungspsychiatrie und reflektiert das Argument, dass es durchaus ein ungesunder Ernährungsansatz sein kann, Nahrungsmittel in »gute« und »schlechte« einzuteilen.

KAFFEE IM KOPF

Im Gespräch mit ihrer Therapeutin beschreibt Nancy die Probleme, mit denen sie sich konfrontiert sieht: »Ich fühle mich in letzter Zeit besonders angstgeplagt. Ich weiß nicht warum, aber ich bin die ganze Zeit nervös. Ich habe Schlafstörungen, bin deshalb morgens noch müde und habe das Gefühl, den ganzen Tag Kaffee trinken zu müssen, um zu funktionieren.«

Ihre Therapeutin möchte nun diesen Kreislauf der Angst ergründen, der Nancy nachts wachhält, morgens starke Müdigkeit verursacht und tagsüber nach Koffein im Übermaß verlangt. Nancy gibt zu, dass sie ausgiebig die Weltnachrichten verfolgt und sich angesichts von Pandemie, steigenden Lebenshaltungskosten und internationalen Konflikten überfordert fühlt. Die Aufnahme solch stressiger Nachrichten kurz vor dem Schlafengehen hält Nancy wach, macht ihr Sorgen, löst Angstsymptome aus und lässt ihr keine Ruhe. Die schlaflosen Nächte haben dazu geführt, dass sich Nancy einen hohen Kaffeekonsum angewöhnt hat, der ihre Schlafstörungen noch verstärkt.

Kaffee enthält große Mengen des Aufputschmittels Koffein (siehe 9. Kapitel, Seite 156), das die Aufmerksamkeit und Wachheit erhöht, aber manchmal auch unerwünschte Symptome wie Nervosität verursacht. Übermäßiger Koffeinkonsum kann Herzrasen, Tunnelblick und Erregtheit herbeiführen und dadurch allgemeine Angstsymptome nachahmen. Koffein stört auch den Adenosinspiegel. Adenosin hilft beim Einschlafen, indem es Adrenalin und Dopamin blockiert. Ohne Adenosin halten uns diese Hormone, die die Kampf-oder-Flucht-Reaktion auslösen, wach.

Nancys Therapeutin erklärt ihr diesen Prozess und überweist sie an einen Ernährungsberater, der – in Ergänzung der bestehenden Therapie aufgrund einer Angststörung – auch Nancys Koffeinaufnahme und Ernährung berücksichtigen kann.

Wie Psyche und Darm zusammenhängen

Waren Sie schon einmal vor einer Präsentation so nervös, dass Ihnen übel wurde? Oder waren Sie schon einmal so traurig, dass Sie sich nicht zum Essen überwinden konnten? Der Grund ist ganz einfach: die Darm-Hirn-Achse. Der menschliche Körper ist ein komplexes Zusammenspiel biologischer Systeme, die durch neurologische Netze wie das enterische Nervensystem (ENS), durch das Kreislaufsystem und das Immunsystem miteinander verbunden sind. Forscher der Harvard Medical School haben umfangreiche Studien zur Darm-Hirn-Achse durchgeführt und herausgefunden, dass das Magen-Darm-System sehr empfindlich auf emotionale und mentale Belastungen reagiert. Im einfachsten Fall nimmt das Gehirn ein Hungergefühl wahr und signalisiert dem Magen, dass er mit der Produktion von Verdauungssäften beginnen soll, um demnächst Essen zu verdauen – und zwar bevor man überhaupt mit dem Essen begonnen hat.

Was ist der Vagus?

Der Vagus ist ein Hirnnerv und der längste im Parasympathikus. Er verbindet unter anderem den Hirnstamm mit dem Dickdarm. Der Vagus ist die primäre Kommunikationsquelle, über die das Gehirn erfährt, wie es Ihrem Verdauungstrakt geht. Er stimuliert auch diejenigen Muskeln im Körper, die die Nahrung kauen, schlucken und durch die Speiseröhre in den Magen und weiter in den Darm transportieren.

Genauer gesagt wandern Impulse über den Vagus direkt aus dem Hirn zum Darm und beeinflussen die Gefühle im Darm. Außerdem werden über den Vagus Informationen über alles, was derzeit verdaut wird, direkt zurück an das Gehirn gesandt, was wiederum die Emotionen und das Denken beeinflusst. Eine Beeinträchtigung des Vagus' hat erhebliche Auswirkungen auf diese Verbindung und auf die Funktionstüchtigkeit des Körpers. Sie kann eine ganze Reihe von Symptomen verursachen: Depressionen und Angstzustände, Sprechschwierigkeiten, Würgereiz und Schluckbeschwerden, Bauchschmerzen, Übelkeit, Erbrechen und Verdauungsstörungen.

Da dieser Nerv das entscheidende Bindeglied in der Darm-Hirn-Achse ist, wird viel darüber geforscht, wie sich neurologische und psychische Erkrankungen, etwa Depressionen oder Epilepsie, durch Stimulation des Vagus' beeinflussen lassen. Der Vagus kann von einem Arzt oder einer Ärztin durch elektrische Impulse stimuliert werden. Man kann die Stimulation aber auch selbst mittels Zwerchfellatmung, Yoga, Biofeedback und Kaltwasseranwendung erlernen.

Psychische Veränderungen lösen physiologische Reaktionen aus. So verursacht beispielsweise Angst Sodbrennen, oder Einsamkeit Appetit auf tröstende Lieblingsgerichte. Was im Bauch passiert, kann tatsächlich Aufschluss darüber geben, was emotional vor sich geht. Hat jemand chronisches Sodbrennen oder Bauchkrämpfe und Durchfall, dann ist es wahrscheinlich, dass diese Person in ihrem Leben viel Stress hat, und dass dies die körperlichen Anzeichen dafür sind. Beispielsweise besteht eine hohe Korrelation zwischen Depressionen und Angstzuständen einerseits und Darmproblemen andererseits. Es ist klar, dass aufgrund von Emotionen Signale an den Darm gesendet werden. Umgekehrt kann auch das, was man isst und was im Darm verdaut wird, Signale ans Gehirn senden. Mit anderen Worten: Was man isst, kann die Hirnfunktion direkt beeinflussen.

Eine kurze Geschichte der Darm-Hirn-Achse

So wie das Herz schon immer mit Liebe in Verbindung gebracht wurde, ist der Magen seit Langem mit Gefühlen wie Ekel (Erbrechen), Nervosität (Sodbrennen), Bedrohung (Magendruck) und Angst verbunden (Aufstoßen). Tatsächlich finden sich Belege für wissenschaftliche Theorien über die Verbindung von Kopf und Bauch schon im späten 18. und frühen 19. Jahrhundert. In der Medizin hatte man damit begonnen, den Körper als ganzes System zu studieren, statt nur einzelne Teile zu untersuchen. Man fand heraus, wie das Nervensystem mit den übrigen Körpersystemen in Verbindung steht – insbesondere mit der Psyche und dem Darm. Im Hinblick auf die Nervenenden im Darm entstand der Begriff der »Nervenenergie«, und daraus entwickelte sich die Vorstellung des »großen Bauchgehirns«. Die damaligen Wissenschaftler interessierten sich sehr dafür, wie der Magen das Wohlbefinden und den emotionalen Zustand eines Menschen beeinflusst. Im 20. Jahrhundert machte die Magenheilkunde dank vieler Neuerungen in der Medizin und der Labortechnik große Fortschritte. Zeitgleich gab es auch große Veränderungen in der Psychologie und Psychiatrie. All das führte zur Entdeckung einer intensiven Beziehung zwischen Psyche und Darm. Die Erforschung von Magen-Darm-Erkrankungen kam ebenso voran wie das Wissen über affektive Störungen. So wird die wechselseitige Beziehung zwischen Gehirn und Darmmikrobiom (der Gemeinschaft aller Mikroorganismen, die den Darm besiedeln) immer genauer beschrieben. Einzelne Entdeckungen brachten Stress mit Magen-Darm-Geschwüren in Verbindung. Diese Forschung setzte sich mit unveränderter Dynamik fort und dauert bis heute an.

Was ist Ernährungspsychiatrie?

Die Ernährungspsychiatrie befasst sich in Theorie und Praxis damit, wie Körper und Geist mit Nahrung versorgt werden können, die die Hirngesundheit und das geistige Wohlbefinden gleichermaßen fördern. Ernährungspsychiatrie wird als alternative Therapieform bei der Behandlung psychischer Erkrankungen betrachtet oder wenigstens als Ergänzung klassischer Therapie. Zwischen dem Essen und seinen Inhaltsstoffen, der Art, wie der Körper es verarbeitet, und der seelischen Stimmung beziehungsweise der Gehirnfunktion besteht ein sehr starker Zusammenhang. Auf diesem Forschungsgebiet wächst jedes Jahr die Fülle an empirischen Nachweisen. Das Fachgebiet als solches entstand im Jahr 2009. Um es in den USA ärztlich zu betreiben, muss man eine medizinische Facharztausbildung in psychischer Gesundheit mit zusätzlichen Zertifizierungen in Ernährungswissenschaft erwerben.

Ein Grundprinzip der Ernährungspsychiatrie besteht darin, das Gehirn vor den schädlichen Auswirkungen von Entzündungen und oxidativem Stress zu schützen. Entzündungen entstehen als Nebenwirkung bei einer Verletzung oder Infektion. Das Immunsystem flutet dann das betroffene Gewebe mit weißen Blutkörperchen, um den Schaden zu beheben. Theoretisch klingt das gut, aber wenn im Körper eine Entzündung chronisch wird, kann diese Immunantwort schwere Gewebeschäden und auch Schmerzen verursachen (man denke an Krankheiten wie Arthritis). Entzündungen, auch solche im Gehirn, können durch Ernährung verursacht, aber auch behandelt werden. Bestimmte Nahrungsmittel – beispielsweise gesättigte Fette und Transfette, zu viel Salz und raffinierter Zucker – verursachen Entzündungen. Lebensmittel, die Antioxidantien enthalten, verhindern und reduzieren dagegen Entzündungen. Ein Speiseplan mit reichlich Obst und Gemüse, gesunden Fetten, Fisch, Nüssen und Hülsenfrüchten wirkt nachweislich entzündungshemmend, verbessert die Hirnfunktion und fördert die psychische Gesundheit. Was Hippokrates schon 400 v. Chr. gesagt hat, gilt heute mehr denn je: »Lass Medizin deine Nahrung sein und Nahrung deine Medizin.«

Wie Ernährungspsychiatrie funktioniert

Um zu verstehen, wie Ernährungspsychiatrie funktioniert, kann man sich den menschlichen Körper wie eine Maschine vorstellen, in der das Gehirn die Steuerzentrale ist. Was brauchen Maschinen, um optimal zu funktionieren? Sie benötigen Kraftstoff, Schmiermittel, regelmäßige Wartung und vorbeugende Erneuerungen und Reparaturen. Eine Maschine, die mit hochwertigen Kraftstoffen und Schmiermitteln statt mit minderwertigen betrieben wird, erbringt mit größerer Wahrscheinlichkeit Spitzenleistung bei minimalen Ausfällen. Genau wie eine Maschine brauchen Körper und Seele die richtige Ernährung und Pflege, um ihre täglichen Aufgaben zu bewältigen, an Freizeitaktivitäten teilzunehmen, Beruf und Sozialleben zu bewältigen und Emotionen zu regulieren. Wenn Körper und Seele mit der richtigen Menge an Proteinen, komplexen Kohlenhydraten, hochwertigen Fetten und buntem Obst und Gemüse versorgt werden, funktionieren sie besser und länger, als wenn sie mit Fertignahrung, raffiniertem Zucker und zu wenig Vitaminen, Mineralien und anderen Mikronährstoffen fehlernährt werden. Die Ernährungspsychiatrie vertritt bei dieser Form der Selbstfürsorge und Gesundheitsförderung einen ganzheitlichen Ansatz, indem sie zu einer nährstoffreichen Ernährung ermuntert, die Entzündungsreaktionen im Gehirn reduziert und die Stimmung verbessert.

Ein ganzheitlicher Ansatz

Ganzheitlich bedeutet per Definition, dass einzelne Teile zu einem Ganzen verbunden betrachtet werden. In Bezug auf die Gesundheit bedeutet ein ganzheitlicher Ansatz, dass durch eine multidisziplinäre Herangehensweise eine solide gesundheitliche Grundlage geschaffen wird. Gesundheitsbewusst zu leben bedeutet zum Beispiel mehr, als einmal im Jahr zur ärztlichen Vorsorgeuntersuchung zu gehen. Gesundheit umfasst gute Ernährung, regelmäßigen Sport, Maßnahmen für das seelische Wohlbefinden, regelmäßige ärztliche und zahnärztliche Vorsorge und nicht zuletzt ein erfüllendes Netz aus sozialen Aktivitäten und Beziehungen. Weil die Gesundheit als Gesamtsystem von vielen verschiedenen Faktoren beeinflusst wird, ist es sinnvoll, einen ganzheitlichen Ansatz zu verfolgen und regelmäßig mit einer Vielzahl unterschiedlicher Maßnahmen für das körperliche und seelische Wohlbefinden zu sorgen. Dazu gehört neben anderem auch nahrhaftes Essen. Ernährungspsychiatrische Methoden lassen sich als Teil eines ganzheitlichen Ansatzes für die psychische und neurologische Gesundheit in ein allgemeines Selbstfürsorgeprogramm integrieren.

Was auf einen nährstoffreichen Speiseplan gehört

Ein nährstoffreicher Speiseplan sollte hauptsächlich aus mageren Proteinquellen, Fisch und Meeresfrüchten, ungesättigten Fetten, Vollkornprodukten, Nüssen und Saaten sowie einer Fülle von Obst und Gemüse bestehen. All diese Nahrungsmittel enthalten reichlich Antioxidantien. Die Umstellung des Speiseplans auf eine Ernährungsweise, die das Denkvermögen und die emotionale Gesundheit fördert, erfordert Entschlusskraft und Veränderungswillen, deren Ausmaß entscheidend davon abhängt, wie es derzeit um Ihre Ernährung steht. Falls Ihr Speiseplan hauptsächlich aus abgepackten Fertiggerichten, Imbissessen, Softdrinks und Süßkram besteht, wird ein nährstoffreicher Speiseplan völlig anders aussehen als das, was Sie bislang gewohnt waren. Er wird aber auch drastische gesundheitliche Vorteile bringen. Falls Ihre Ernährung bereits hauptsächlich aus mageren Proteinen, Obst und Gemüse und wenig Fett besteht, müssen Sie möglicherweise nur wenige Änderungen vornehmen, aber trotzdem wird sich eine gewisse Feinabstimmung für Ihre Hirngesundheit und Ihr seelisches Wohlbefinden unbedingt lohnen.

Entzündungen im Gehirn lindern

Wichtig ist, Entzündungsreaktionen im Gehirn zu reduzieren. Eine Ernährungsweise, die entzündungsfördernde Nahrungsmittel wie rotes Fleisch, frittierte Speisen, Fast Food und Zucker enthält, geht mit einem erhöhten Risiko für allerlei körperliche und psychische Erkrankungen einher. Eine geringere Inzidenz von Depressionen und Zivilisationskrankheiten wie Diabetes und Herzerkrankungen ist zu beobachten, wenn der Speiseplan reich an entzündungshemmenden Nahrungsmitteln ist, die Magnesium, Vitamin D und B-Vitamine enthalten. Dazu gehören Fisch, ungesättigte Fettsäuren wie in Olivenöl und Avocado, dunkle Beeren und Gemüse voller Antioxidantien sowie Nüsse und Saaten. So funktioniert es im Detail: Antioxidantien bekämpfen den durch freie Radikale verursachten oxidativen Stress (der Entzündungen auslösen kann). Das Gehirn ist besonders anfällig dafür, da es viel Sauerstoff braucht, um zu funktionieren. Forscher haben herausgefunden, dass oxidativer Stress in direktem Zusammenhang mit neurodegenerativen Erkrankungen steht, inklusive Alzheimer. Er kann durch eine nährstoffreiche Ernährung reduziert werden, die wenig gesättigte Fettsäuren und Transfette, aber viele Antioxidantien enthält.

Ein wichtiger Hinweis zur herkömmlichen Psychotherapie

Ernährungspsychiatrie und andere psychotherapeutische sowie psychiatrische Behandlungsmethoden schließen einander nicht aus, sondern ergänzen sich. Gesunde Ernährung ist kein Ersatz für eine ärztlich verordnete medizinische Behandlung. Vielmehr ist die Ernährungspsychiatrie eine wunderbar niedrigschwellige und ergänzende Heilmethode. Eine gesündere Ernährung kann Ihre bestehende psychotherapeutische Behandlung unterstützen.

Die Ernährungspsychiatrie ist leicht zugänglich, individuell steuerbar, nicht invasiv und hat wenige bis keine unerwünschten Nebenwirkungen. Ernährungspsychiatrie funktioniert am besten, wenn sie in Abstimmung mit bewährter Psychotherapie und/oder ärztlicher Anleitung praktiziert wird. Essen muss man sowieso – warum also nicht solche Speisen wählen, die dem Gehirn etwas Gutes tun?

Bauen Sie eine starke Beziehung zum betreuenden Fachpersonal auf, damit die Behandlung speziell auf Sie und Ihre individuellen Bedürfnisse abgestimmt wird. Die Behandlung der seelischen Gesundheit geschieht nicht nach Schema F, und für die richtige Ernährung gilt das auch. Dieses Buch soll keine medizinische Hilfe ersetzen, sondern Ihren bestehenden Therapieplan sinnvoll ergänzen. Die Ernährungspsychiatrie dient jedoch nicht der Vorbeugung oder Behandlung von Symptomen, die einen psychiatrischen Notfall darstellen.

Essen beeinflusst die Stimmung

Studien haben ergeben, dass das, was man isst, einen direkten Einfluss darauf hat, wie man sich fühlt. Eine Ernährung mit viel raffiniertem Zucker und Fertigkost kann eher emotionale Fehlregulationen hervorrufen. Die Neuronen im Gehirn werden durch Botenstoffe wie Serotonin, Dopamin und Adrenalin beeinflusst. Über 95 Prozent des Serotonins im Körper werden im Darm produziert. Was man isst, beeinflusst daher unmittelbar, wie viel Serotonin der Körper produziert, und wie viel dem Gehirn zur Verfügung steht. Serotonin ist wichtig, denn es reguliert positive Emotionen wie Glück, Zufriedenheit und Optimismus. Ein Gehirn mit niedrigem Serotoninspiegel wird eher mit Depressionen, Angstzuständen, Zwangsstörungen und Aggressionen in Verbindung gebracht.

Ernährungspsychiatrie als Teil des täglichen Selbstfürsorgeprogramms

Wenn Sie sich bei Gedanken an ein Selbstfürsorgeprogramm überfordert fühlen, kann ich Sie beruhigen: Es ist keine Zauberei. Maßnahmen zur Verbesserung Ihres Wohlbefindens sollten sich keinesfalls stressig anfühlen, sondern ermutigend und belebend. Sie müssen sich nur bewusst machen, was Sie bereits tun, und je nach Beurteilung und Bedarf Änderungen vornehmen, um die gewünschten Ergebnisse zu erzielen. Nehmen wir einmal an, Ihr Lieblingsfrühstück sei Instant-Porridge mit Zimt-Apfel-Geschmack. Diese Fertigmischung enthält viel raffinierten Zucker und wenig Ballaststoffe. Wenn Sie statt der Fertigmischung Haferflocken, gemahlenen Zimt und frische Apfelstückchen verwenden, nehmen Sie mehr Ballaststoffe und keinen raffinierten Zucker (nur Fruchtzucker) zu sich und gewinnen Antioxidantien aus Zimt und Apfel hinzu.

Indem Sie sich bewusst machen, was Sie essen, wie Sie essen und wie sich Ihre Nahrung auf Ihren Körper auswirkt, lernen Sie die Bedürfnisse Ihres Körpers und Ihrer Psyche besser kennen. Vielleicht fühlen Sie sich nach fetthaltigen Mahlzeiten schlapp und melancholisch, oder vielleicht fühlen Sie sich zappelig und nervös, wenn Sie nicht genügend Kohlenhydrate bekommen haben. Niemand kennt Ihren Körper besser als Sie – Sie sind Ihr eigener Experte.

Ich rufe hiermit keineswegs dazu auf, irgendeine extreme Diät zu machen, »richtig« zu essen, ganze Nahrungsmittelgruppen komplett zu streichen oder gar zu fasten. Auch wenn die Medien Ihnen gern etwas anderes weismachen, ist gesundes Essen ganz einfach – und auch nicht teuer. Um Ernährungspsychiatrie in Ihr Selbstfürsorgeprogramm zu integrieren, müssen Sie sich eigentlich nur informieren (und das tun Sie schon, indem Sie dieses Buch lesen), eine Einkaufsliste erstellen und sich den Teller mit frischem, kräftigendem Essen füllen.

Wichtig: Nahrungsmittel sind nicht »gut« oder »schlecht«

Ich habe eine Bitte: Befreien Sie Ihr Essen von ethischen Kategorien oder Werturteilen. Lebensmitteln sollte man keinen moralischen Stempel aufdrücken. Frittierte Mozzarella-Sticks sind nicht »schlecht«, noch ist es schlecht, sie zu essen. Genauso wie ein Granatapfel nicht »gut« ist und das Essen eines Granatapfels Sie nicht zu einem besseren Menschen macht. Wenn man Nahrungsmittel mit Werturteilen verknüpft, kann das zu Essstörungen führen. Unterschiedliche Nahrungsmittel enthalten unterschiedliche Mengen an unterschiedlichen Nährstoffen, die den Körper unterschiedlich nähren und beeinflussen. Ein frittiertes Stück Käse versorgt den Körper mit reichlich kalorischer Energie, mit Protein, Kalzium und Kalium, enthält aber auch eine hohe Menge an gesättigten Fetten und Transfetten, Cholesterin und Natrium, und das kann sich negativ auf das Gehirn auswirken. Ein Granatapfel liefert deutlich weniger Kalorien und ist nahezu fettfrei, sodass er dem Körper nur wenig Energie liefert. Er enthält aber reichlich Antioxidantien, die oxidativen Stress bekämpfen helfen.

In einem ausgewogenen Speiseplan haben alle Nahrungsmittel und Zubereitungsformen ihren Platz, in unterschiedlichen Mengen und Häufigkeiten. Nach meiner Meinung als professionelle Ernährungsberaterin sind Nahrungsmittel nur dann »schlecht«, wenn sie verdorben sind oder wenn man allergisch auf sie reagiert und Schaden daran nehmen kann.

IN ALLER KÜRZE

Essen ist etwas essenziell Menschliches. Es ist nicht nur zur Lebenserhaltung wichtig, sondern es bereichert das Leben auch durch Erfahrungen im Familien- und Freundeskreis, durch das Kennenlernen neuer Orte und Kulturen und durch Einwirkung auf das Körpergefühl. Wer erkennt, dass Ernährung nicht nur Gaumen und Magen betrifft, erschließt sich eine ganz neue Bedeutungsebene. Essen ist ein mächtiges

Werkzeug, um die Gehirnfunktion und das seelische Wohlbefinden zu verbessern.

- Die neurologische Verbindung, die über den Vagus zwischen Hirn und Darm verläuft, ist mit einem Supercomputer voller Informationen vergleichbar. Egal ob Hungerattacke oder Ärger im Beruf, alle möglichen Reize lösen sowohl Darmreaktionen als auch Gehirnprozesse aus.

- Eine hirngesunde Ernährungsweise erreicht man am besten, indem man einen ganzheitlichen Ansatz verfolgt und sich bei Bedarf auf die Schulmedizin verlässt.

- Essen ist weder »gut« noch »schlecht«. Es gibt Nahrungsmittel, die dem Gehirn und der seelischen Gesundheit mehr zugutekommen als andere. Es gibt auch Nahrungsmittel, die mehr schaden als nützen. Aber in einem ausgewogenen Speiseplan ist Platz für alle Nahrungsmittel.

- Ernährungspsychiatrie in Ihr Selbstfürsorgeprogramm zu integrieren ist einfacher, als Sie vielleicht denken. Um die gewünschten Ergebnisse zu erzielen, müssen Sie nur ein paar Dinge ändern.

2. KAPITEL

Essen für die Seele

Jetzt, da Sie einen Überblick über den wissenschaftlichen Hintergrund der Ernährungspsychiatrie haben, ist es an der Zeit, zu lernen, wie und was Sie essen sollten, damit es Ihrer geistigen Gesundheit nützt. In diesem Kapitel erfahren Sie, wie sich Ihr Essverhalten auf Ihre seelische Gesundheit auswirkt. Sie lernen Essstrategien zur Optimierung der Hirngesundheit kennen, werden in die Praxis des achtsamen Essens eingeführt und erfahren, dass richtige Ernährung eine wichtige Form der Selbstfürsorge ist. Dieses Kapitel befasst sich mit Techniken und Tricks, die bei der hirngesunden Ernährung helfen: Portionierung, regelmäßige Essenszeiten, Essensplanung und Lebensmitteleinkauf. Diese Handlungsempfehlungen klingen vielleicht einfach, aber sie erfordern Zeit und Einsatz. Veränderungen können schwierig sein, aber Sie schaffen das!

TROSTESSEN

Richard kommt zu seinem allerersten Termin bei der Ernährungsberatung. Er hat große Scheu davor, aber sein Therapeut hat ihm dazu geraten. Richard macht eine Therapie wegen seiner Depressionen und seiner Essstörung. Er leidet noch im mittleren Lebensalter unter den Folgen der Scheidung seiner Eltern, die in seiner Jugendzeit stattfand. Ungefähr zu dieser Zeit hat er begonnen, Trost im Essen zu suchen. Um ihn nach schwierigen Schultagen aufzuheitern, verwöhnte ihn seine Mutter mit Leckereien. Sie benutzte Essen als eine Form der Liebe und betäubte damit ihre eigenen Schuldgefühle wegen der Scheidung.

Das Essen zum Trost wurde zu einer Konstante in Richards Leben. In Zeiten von Stress, Traurigkeit und Einsamkeit hielt er sich an seine Lieblingsspeisen, vor allem an Gebäck und Süßigkeiten. Im Laufe der Jahre entwickelten sich Richards emotionale Probleme zu einer schweren Depression. Erst nach vielen Jahren suchte er sich deswegen therapeutische Hilfe.

Zwar macht Richard dank der Therapie große Fortschritte bei der Bewältigung seiner depressiven Symptome, aber beim übermäßigen Essen kommt er nicht weiter. Sein Therapeut hat ihn daher an eine Ernährungsberaterin überwiesen.

Gleich beim ersten Termin erklärt die Ernährungsberaterin Richard das sogenannte »achtsame Essen«, bei dem das *Wie* genauso wichtig ist wie das *Was*. Richard hat sich noch nie darüber Gedanken gemacht und ist sehr daran interessiert, mehr über das achtsame Essen zu erfahren. Die Ernährungsberaterin gibt Richard einige Hausaufgaben: Unter anderem soll er ein *food-mood journal* führen, ein Tagebuch oder Protokoll über seine Speisen und Stimmungen, um die Situationen oder Gefühle zu identifizieren, die ihm üblicherweise Appetit auf tröstende Nahrung machen.

Nicht nur das Was zählt, sondern auch das Wie

Essen ist so sehr Bestandteil der menschlichen Natur, dass die meisten kaum darüber nachdenken und allerhöchstens den Geschmack wahrnehmen. Haben Sie sich jemals bewusst gemacht, wie lange Sie zum Essen brauchen? Oder wie gründlich Sie Ihr Essen kauen? Halten Sie inne und genießen das Essen, nehmen Sie Geruch, Geschmack, Textur, Mundgefühl und Sättigung wahr? Oder schlingen Sie auf dem Weg zum nächsten Termin noch schnell etwas im Auto herunter? Falls Sie sich nicht viele Gedanken über das *Wie* Ihrer Nahrungsaufnahme machen, sind Sie jedenfalls nicht allein. Vielleicht essen Sie über Ihren Hunger hinaus, vielleicht essen Sie aus Kummer, Langeweile oder bei Stress. Vielleicht essen Sie auf dem Sprung oder im Gehen oder nur zu unregelmäßigen Zeiten, wann immer Sie gerade eine Mahlzeit einschieben können. Lange vergangen sind die Zeiten des festen abendlichen oder mittäglichen gemeinsamen Familienessens am Esstisch – ohne Ablenkungen.

Wenn die Zeit knapp ist, greift man gern zu stark verarbeiteten Fertiggerichten, die dem Gehirn nicht guttun. Die Umsetzung einiger einfacher Maßnahmen, die das *Wie* der Nahrungsaufnahme betreffen, kann Ihre Ernährung und Ihre Essgewohnheiten so verändern, dass Ihre geistige und seelische Gesundheit davon profitiert.

Essverhalten für optimale Hirngesundheit

Wie Sie essen, ist genauso wichtig wie das, was Sie verzehren, und es kann sich unmittelbar auf Ihre psychische und neurologische Gesundheit auswirken. Möglicherweise haben Sie Essgewohnheiten und -muster, die Ihnen nicht einmal bewusst sind. Gibt es bestimmte Nahrungsmittel, die Sie zusammen essen *müssen*? Erlauben Sie sich nur zu bestimmten Tageszeiten zu essen? Essen Sie drei ordentliche Mahlzeiten am Tag oder snacken Sie quasi durchgehend? Essen Sie, bis Sie gerade eben satt sind oder bis Sie randvoll sind und nicht mehr können? Essen Sie, weil Sie Hunger haben oder lediglich, weil es »Essenszeit« ist?

Der Einsatz verschiedener Ernährungsstrategien kann einen großen Beitrag zur Optimierung Ihrer Hirngesundheit leisten, bevor es überhaupt um die Nahrungsmittel selbst geht. Einige einfache Maßnahmen können Sie gleich ab heute jeden Tag anwenden: die Kontrolle der Portionsgröße, das Essen zu regelmäßigen Zeiten sowie das Planen von Mahlzeiten und Einkaufslisten. Indem Sie Essgewohnheiten ändern, erschließen Sie sich womöglich ganz neue kulinarische Bereiche und sensibilisieren Ihre Nase für neue Aromen. Gewohnheitsänderung kann schwierig sein, aber die Vorteile, die Sie für Ihr Gehirn und Ihre seelische Gesundheit daraus ziehen können, sind die Mühe wert.

Auf die Portionsgröße achten

Portionen an einem Tag (es ist jeweils »oder« gemeint):

- 30 Milliliter Wasser pro Kilogramm Körpergewicht

- 10 Portionen Obst und Gemüse pro Tag
  - 1 Portion = 2 Handvoll Blattgemüse oder 1 Handvoll sonstiges Gemüse oder Obst

- 8 Portionen Vollkornprodukte pro Tag (1 Portion auf 10 Kilogramm Körpergewicht)
  - 1 Portion = 1 Scheibe Vollkornbrot, ½ Tasse (ca. 100 Milliliter) gekochter Naturreis oder anderes gekochtes Getreide, ½ Tasse gekochte Vollkornnudeln, ½ Tasse gekochte Haferflocken

- 2 bis 3 Portionen fettarme Milchprodukte pro Tag
  - 1 Portion = 1 Tasse (200 Gramm) fettarme Milch oder Joghurt

- 0 bis 2 Portionen mageres Protein pro Tag
  - 1 Portion = 80 Gramm Meeresfrüchte, Fisch, Geflügel oder mageres Fleisch

- 1 Portion Hülsenfrüchte, Nüsse oder Saaten pro Tag
  - 1 Portion = ½ Tasse Hülsenfrüchte, 50 Gramm Nüsse, 2 Esslöffel Saaten

- 2 bis 3 Portionen gesundes Fett pro Tag
  - 1 Portion = 1 Teelöffel Oliven- oder Rapsöl

Essenszeiten einhalten

Ein regelmäßiger Essensplan sieht bei jedem Menschen anders aus. Sie können sich dafür entscheiden, drei Mahlzeiten pro Tag zu sich zu nehmen, plus Zwischenmahlzeiten. Oder Sie essen lieber häufiger, über den Tag verteilte kleinere Mahlzeiten. Unabhängig davon, was für Sie am besten funktioniert oder sich am besten anfühlt, helfen Ihnen regelmäßige Essenszeiten dabei, nicht so hungrig zu werden, dass Sie zu Süßigkeiten greifen. Ihre Hungerreize werden bald so reguliert, dass Sie sie bei den Hauptmahlzeiten befriedigen. Das regelmäßige Essen trägt auch zur Verbesserung der psychischen Gesundheit bei, da Beständigkeit und Routine den allermeisten Menschen guttun.

Mahlzeiten planen

Die Planung Ihrer Mahlzeiten bewältigen Sie ganz einfach, indem Sie sich mit den im 2. Teil beschriebenen Nahrungsmitteln vertraut machen und Ihre Mahlzeiten für die Woche entsprechend auswählen. Dadurch erhalten Sie die vollständige Kontrolle darüber, was Sie Ihrem Körper zuführen und wie Sie Ihr Gehirn ernähren. Eine einfache Methode zur Planung von Mahlzeiten besteht darin, jeden Teller mit 50 Prozent Obst/Gemüse, 25 Prozent magerem Protein und 25 Prozent Vollkorn zu füllen. Suchen Sie sich etwas Leckeres im 2. Teil des Buches aus und kreieren Sie unzählige Gerichte, zum Beispiel Zitronenlachs mit dreifarbiger Quinoa und Zucchini-Medley.

Qualität, nicht Quantität

Achten Sie auf dem Weg zur maximalen Hirngesundheit eher auf die Qualität der Nahrung als auf die Quantität. Vielleicht haben Sie schon einmal den Ausdruck »zu viel des Guten« gehört. Sie werden sicherlich mehr Nutzen daraus ziehen, regelmäßig eine angemessene Menge an Olivenöl zu sich zu nehmen, als wenn Sie Ihre Speise in dem flüssigen Gold ertränken.

Frisches Obst und Gemüse enthalten mehr Nährstoffe als solche Produkte, die in einem heißen Lastwagen quer über den Kontinent zum Supermarkt gekarrt wurden. Kaufen Sie lieber kleine Mengen höherwertiger Feldfrüchte im nächsten Hofladen oder in Geschäften, die ihre Waren von regionalen Produzenten beziehen. Mit ein wenig Aufwand können Sie sogar Ihr eigenes Gemüse anbauen. Es mag Sie überraschen, aber Tiefkühl- und Konservengemüse sind ebenfalls hochwertige Optionen, da die Nahrungsmittel bei optimaler Reife gepflückt und dann sofort schockgefroren oder in Dosen abgefüllt werden. Solche Produkte behalten ihren ernährungsphysiologischen Wert, sind überall erhältlich, erschwinglich und lange haltbar.

Wenn Menschen eine neue Diät beginnen, räumen sie oft alle Lebensmittel, die sie für »schlecht« halten, aus dem Vorrats- und Kühlschrank, schmeißen sie weg und kaufen sich in teuren Naturkostläden einen komplett neuen Vorrat. Solche Diäten werden häufig innerhalb weniger Wochen wieder aufgegeben. Glücklicherweise macht eine Ernährung zugunsten der psychischen und neurologischen Gesundheit den Einkauf nicht teurer, denn dazu sind keine speziellen Trendnahrungsmittel nötig.

Lebensmittel einkaufen

Hat man erst einmal einen Essensplan für die ganze Woche, dann ist die Einkaufsliste im Prinzip auch schon fertig. Es gibt bestimmte Grundnahrungsmittel, die jederzeit im Vorrats- oder Gefrierschrank sein sollten. Dazu gehören verschiedene Hülsenfrüchte in Dosen, Obst und Gemüse als Konserve oder tiefgekühlt, Dosenthunfisch, Raps- und Olivenöl, verschiedene Nüsse und Nussbutter (ohne Zuckerzusatz). Und natürlich Kräuter und Gewürze.

Am einfachsten kaufen Sie für diese Ernährungsform ein, indem Sie Vollwertkost in ihrer natürlichsten Form kaufen, also ganzes Obst, Gemüse, Fleisch und Getreide. Indem Sie eine Einkaufsliste erstellen und sich auch daran halten, füllen Sie Ihre Küche mit hirngesunden Nahrungsmitteln. Süße und salzige Knabberartikel bleiben so im Laden und geraten gar nicht erst in Ihre Schränke. Dass Sie einen Keks essen, ist viel unwahrscheinlicher, wenn Sie dafür zum nächsten Laden fahren müssen, als wenn welche in der Schublade bereitliegen.

Wie man achtsam essen übt

Damit über die Ernährung eine bessere psychische und neurologische Gesundheit erreicht wird, müssen Sie Maßnahmen in Bezug auf das ergreifen, was Sie essen, aber es erfordert auch, dass Sie sich mit der Art befassen, wie Sie essen. Das bedeutet, dass Sie auf Ihren Körper hören und achtsamer essen. Auf den Körper zu hören, mag einfach klingen, aber bei all dem Lärm und Stress im Alltag kann es doch ziemlich schwierig sein. Auf den Körper zu hören, kann bedeuten, dass

Sie bemerken, wie Sie langsam schlechte Laune kriegen, und daraus folgern, dass Sie vielleicht hungrig sind. Es kann bedeuten, dass Sie bemerken, wie Ihre Konzentration nachlässt, und daraus schließen, dass Sie vielleicht eine Pause machen sollten. Auf den Körper zu hören, kann einfach bedeuten, dass Sie früher als sonst zu Bett gehen, weil Sie sehr müde sind, oder dass Sie ein Glas Wasser mehr trinken oder etwas Entspannendes oder Wohltuendes unternehmen. Unter dem Strich ist das Auf-den-Körper-Hören eins der mächtigsten Werkzeuge, wenn es um psychische Erkrankungen geht, denn dadurch lernt man, auf die eigenen einzigartigen Symptome, Auslöser und Warnzeichen zu reagieren.

Achtsamkeit ist eine bewährte Möglichkeit, auf den eigenen Körper zu hören, sich auf das zu konzentrieren, was man in diesem Augenblick fühlt und erlebt, und die Ablenkungen der Umgebung auszublenden. Achtsamkeit muss nicht in langen Meditationssitzungen geübt werden. Es kann bedeuten, dass Sie es sich gemütlich machen und intensiv wahrnehmen, was Sie erleben. Dazu stellen Sie sich einfache Fragen wie: »Wie fühlt sich die Lufttemperatur auf meiner Haut an?«, »Welche Empfindungen spüre ich in meinem Körper?«, »Was rieche ich?«. Solche Fragen bringen Ihr Bewusstsein in einen Zustand der Achtsamkeit, der für Körper und Geist unglaublich nährend sein kann. Wenn Sie sich überfordert fühlen oder wenn Sie merken, dass Sie hastig oder wahllos essen, dann sollten Sie sich einen Moment Zeit nehmen, sich kurz hinsetzen, tief durchatmen und sich fragen: »Was kann ich verändern, um das hier besser zu machen?« Erlauben Sie sich, das zu tun, was Ihre Seele und/oder Ihr Körper in diesem Moment brauchen. Indem Sie das Prinzip der Achtsamkeit auf Ihre Essgewohnheiten anwenden, können Sie Ihr Essen wertschätzen und mit allen Sinnen genießen.

Essen wertschätzen

In der 24/7-Welt fehlt einem oft die Zeit, das Essen wirklich wertzuschätzen. Man schlingt womöglich das Frühstück herunter, während man schon aus der Tür rennt, isst am Schreibtisch zu Mittag und »genießt« das Abendessen, während man die Kinder oder sich selbst zu einer Aktivität fährt. Um das Essen wertzuschätzen, muss man würdigen, woher das Essen kommt, wie es den Körper nährt, und was daran Freude macht. Wenn man sich entschleunigt, um Mahlzeiten zu genießen, wird das Essen zu einem weitaus schöneren Erlebnis. Und man geht zwangsläufig gewissenhafter mit den Nahrungsmitteln um, die man zu sich nimmt.

Essen mit allen Sinnen

Eine wunderbare Übung im achtsamen Essen mit starker Wirkung auf das seelische Wohlbefinden ist, mit allen Sinnen zu essen. Nehmen Sie sich die Zeit, Ihr Essen umfassend wahrzunehmen. Nehmen Sie seine lebendigen Farben wahr, seine Texturen und seine Temperatur. Schließen Sie die Augen und riechen Sie intensiv an der Speise. Lassen Sie den Duft in die Nase einströmen und versuchen Sie, einzelne Zutaten auf dem Teller zu unterscheiden. Was riecht am appetitlichsten? Spüren Sie die Temperatur des Essens, wenn Sie es mit den Fingern oder mit Besteck essen. Oder seine Dichte. Wie fühlt sich das Essen im Mund an? Ist es knusprig oder weich, trocken oder saftig? Verschiedene Nahrungsmittel liefern eine breite Palette von Geschmacksnoten. Schätzen Sie jeden Bissen als einmaliges Erlebnis. Zu guter Letzt: Was hören Sie beim Essen? Hören Sie Kinder lachen? Plauderei? Oder friedliche Stille?

In kleinen Bissen essen

Indem Sie langsamer essen und kleinere Bissen zu sich nehmen, dauert die ganze Mahlzeit wahrscheinlich länger als bisher, und Sie gewinnen Zeit, die Speise zu genießen und den Tagesablauf zu unterbrechen. Betrachten Sie die Essenszeit als eine wohlverdiente Pause für den Körper. Es mag Sie überraschen, dass Sie am besten verdauen, wenn Sie jeden Bissen vor dem Schlucken etwa 30-mal kauen. Während ich dies schreibe, esse ich einen Snack und merke, dass ich ihn vor dem Herunterschlucken nur etwa 15-mal kaue. Ich nehme das als Anstoß, um tief durchzuatmen und meinen Snack mehr zu genießen. Im Allgemeinen erleichtern kleinere Bissen und intensives Kauen die Verdauung und verhindern gleichzeitig, dass man zu viel isst, denn das Sättigungsgefühl setzt erst nach einer Weile ein. Es wird besser bemerkt, wenn man sich nicht hetzt.

Essen als soziales Event

Essen ist eines der Epizentren der Menschlichkeit. Wahrscheinlich zählen Essenserlebnisse mit Freunden oder Familienmitgliedern zu Ihren stärksten Erinnerungen. Fast alle wichtigen Feiertage sind mit einem köstlichen Essen verbunden. Bei Feiern geht es auch um besondere Genüsse und Leckereien. Es ist wichtig, sich diese Köstlichkeiten zu gönnen, denn die durch gemeinsames Essen hergestellten sozialen Beziehungen sind äußerst wichtig für die seelische Gesundheit. Die im 2. Teil empfohlenen Speisen inspirieren Sie vielleicht zu Festessen oder bringen Sie dazu, im Restaurant etwas Neues zu bestellen. Indem Sie Ihre Lieblingsgerichte durch Brainfood ersetzen, verknüpfen Sie die neuartigen Geschmackserlebnisse mit angenehmen Erinnerungen.

Unabhängig von dem Nahrungsmittel selbst sorgt das gemeinsame Essen für engere Bindungen an das familiäre und soziale Umfeld und bedeutet somit einen enormen Schub für die psychische Gesundheit und das Wohlbefinden. Essen in Gemeinschaft kann gegen Einsamkeit helfen, die oft mit Angstgefühlen und Depressionen einhergeht. Teil einer Gruppe zu sein ist wie ein Rettungsring auf hoher See, und eine gemeinsame Mahlzeit ist das beste Mittel dazu.

Achtsamkeit im Alltag

Es gibt noch weitere einfache Möglichkeiten, um Stress abzubauen und Achtsamkeit zu üben. Eine davon ist Abwechslung. Zur Abwechslung kann man beispielsweise nach draußen gehen und die Sonne oder die Luft auf dem Gesicht spüren, man kann sich ein Lied anhören, das man mag oder das entspannend wirkt, man kann auch einen kurzen Spaziergang machen oder sich auf wohltuende Weise sportlich betätigen.

Gesund essen ist eine Form der Selbstfürsorge

Achtsamkeit im Alltag und beim Essen ist tatsächlich eine Form der Selbstfürsorge. Den Begriff »Selbstfürsorge« haben Sie wahrscheinlich schon einmal gehört, aber vielleicht wissen Sie gar nicht, was er theoretisch und praktisch bedeutet. Selbstfürsorge ist zum einen eine Form von Wellness, sich also mit Massagen oder Schaumbädern zu verwöhnen, sich selbst ein neues Oberteil zu gönnen, mit Freunden zu Abend zu essen oder sich genüsslich vor der Lieblingsserie zu entspannen.

Selbstfürsorge bedeutet aber auch, sich verantwortungsbewusst um seinen Körper zu kümmern, also zum Beispiel zahnärztliche oder ärztliche Untersuchungen durchführen zu lassen, Krankheiten behandeln zu lassen und sich ausreichend zu bewegen. In diesem Sinne bedeutet Selbstfürsorge auch, dass man sich ausreichend mit Flüssigkeit versorgt und sich ausgewogen ernährt. Ein mit reichlich Nährstoffen versorgter Körper ist stärker und leistungsfähiger als ein mangelernährter Körper. In ähnlicher Weise bekommt ein Gehirn, das mit raffiniertem Zucker und Substanzen wie Koffein geflutet und von Entzündungen geplagt wird, mit größerer Wahrscheinlichkeit psychische Probleme als ein Gehirn, das mit hirngesunder Nahrung versorgt wird.

Wenn Ihnen die Psyche zu schaffen macht, können Sie daraus schließen, dass Ihr Gehirn mehr Selbstfürsorge gebrauchen kann. Dies erreichen Sie unter anderem, indem Sie sich für die richtige Nahrung entscheiden. Durch Ausprobieren können Sie herausfinden, auf welche Art der fürsorglichen Ernährung Ihr Gehirn am besten anspricht. Indem Sie Achtsamkeit praktizieren, erhalten Sie einen Einblick darüber, wie sich verschiedene Nahrungsmittel auf Ihre Psyche auswirken. Fühlen Sie sich nach einem üppigen Fleischgericht bedrückt und träge? Fühlen Sie sich nach einem frischen Beeren-Smoothie mit Avocado-Toast energiegeladen und munter? Macht nachdenklich, oder?

IN ALLER KÜRZE

Da sich Psyche und Darm gegenseitig beeinflussen, wirkt die Art und Weise, wie man isst, sowohl auf die Psyche als auch auf den Darm. *Was* und *wie* man isst, hat einen direkten Einfluss auf die psychische Gesundheit. Und bestimmte Essstrategien tragen im Verbund mit achtsamem Essen zur Erhöhung des Wohlbefindens bei. Mit anderen Worten: Es geht nie nur ums *Essen an sich*. Der Keks an und für sich ist nicht unbedingt das Problem. Diese Grundsätze sollten Sie im Hinterkopf behalten, wenn Sie zum 2. Teil übergehen, wo der Schwerpunkt darauf liegt, *was* man zur Förderung der Hirngesundheit essen kann, und nicht darauf, *wie* man isst.

- Setzen Sie im Alltag Maßnahmen wie angemessene Portionierung, feste Essenszeiten, Essensplanung und entsprechenden Einkauf um.
- Achten Sie auf die Qualität Ihrer Nahrung. Qualität ist entscheidend, wenn es um Nährstoffdichte geht.
- Üben Sie achtsames Essen, indem Sie mit allen Sinnen essen, Ihr Essen wertschätzen und kleine Bissen nehmen.
- Setzen Sie Ernährung als Methode der Selbstfürsorge ein. Nutzen Sie gemeinsame Mahlzeiten, um mit anderen in Kontakt zu treten.

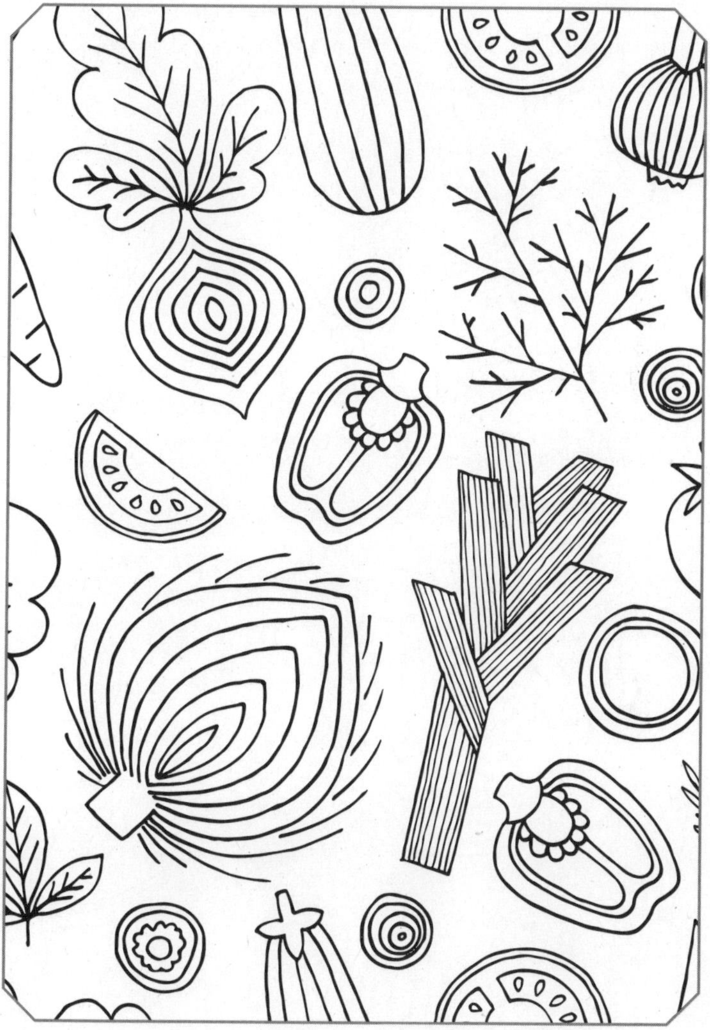

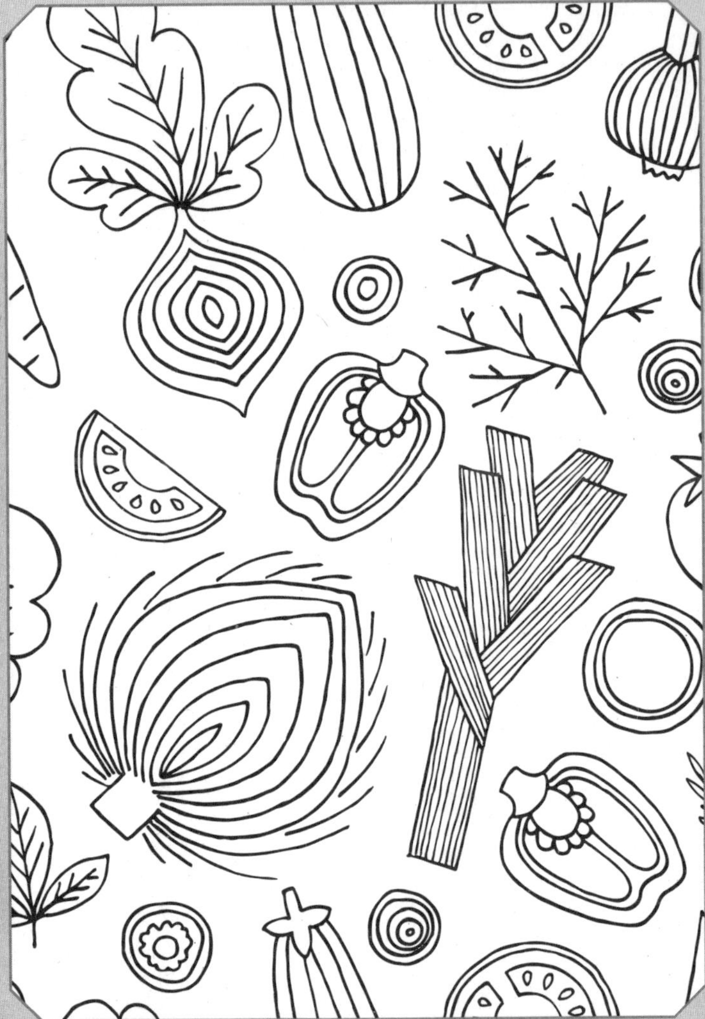

TEIL 2

Hirngesunde Nahrung

Nachdem Sie sich ein solides wissenschaftliches Grundwissen darüber angeeignet haben, wie man die neurologische und psychische Gesundheit verbessern kann, können Sie sich nun dem köstlichen Teil dieses Buches zuwenden: Futter für das Gehirn.

Der 2. Teil enthält vier Kapitel über die für die Hirnernährung wichtigsten Nährstoffgruppen: Omega-3-Fettsäuren und gesunde Fette, magere Proteine, buntes Obst und Gemüse sowie Probiotika und fermentierte Nahrungsmittel. Jedes Kapitel erläutert, welche Nahrungsmittel man probieren sollte, wie oft man sie essen sollte, und wie sie dem Gehirn zugutekommen. Sie erfahren, welche Nahrungsmittel Entzündungen reduzieren, oxidativen Schaden bekämpfen, die Denkfähigkeit fördern, die Stimmung verbessern und die Produktion von Wohlfühlbotenstoffen wie Serotonin und Dopamin anregen.

Der Einstieg in eine gehirngesunde Ernährung sollte nicht einschüchternd oder überfordernd wirken. Wahrscheinlich nehmen Sie bereits viele der erwähnten Nahrungsmittel zu sich und müssen Ihren Konsum möglicherweise nur in bestimmten Bereichen erhöhen. Ziel ist es, dass Sie Ihren Speiseplan aus den in den folgenden Kapiteln beschriebenen Nahrungsmitteln und anderen gesunden Grundnahrungsmitteln wie Vollkornprodukten, fettarmen Milchprodukten und sonstigem hier nicht hervorgehobenem Obst und Gemüse zusammenstellen.

3. KAPITEL

Omega-3-Fettsäuren und gesunde Fette

Dass die Diätbranche das Wort »Fett« zum Schimpfwort gemacht hat, hat dazu geführt, dass kaum jemand den Unterschied zwischen »gesundem« und »weniger gesundem« Fett kennt oder versteht.

Wenn Sie an Fett denken, denken Sie vielleicht an die Fettflecken, die Frittiertes auf der Papiertüte aus dem Fast-Food-Restaurant hinterlässt. Aber Fett ist ein unersetzlicher Baustein für den menschlichen Körper. Es ist einer von drei Makronährstoffen (Protein und Kohlenhydrate sind die beiden anderen), die der Körper benötigt, um zu funktionieren. Fett ist für den Körper die am längsten verfügbare Energiequelle. Es sorgt dafür, dass man sich nach dem Essen satt und zufrieden fühlt. Und es umhüllt schützend jede Nervenzelle im Körper.

In diesem Kapitel werden gesunde, die Gehirngesundheit fördernde und Herz und Gefäße (kardiovaskulär) schützende Fette behandelt. Ob ein Fett gesund ist, lässt sich am einfachsten dadurch entscheiden, dass man prüft, wie es sich bei Zimmertemperatur verhält. Gesunde Fette wie Olivenöl bleiben bei Zimmertemperatur flüssig. Die weniger nahrhaften gesättigten Fette und Transfette, die in Schmalz und Butter enthalten sind, bleiben dagegen fest. Auf diese Weise kann man sich auch bildlich vorstellen, was diese Fette im Körper bewirken. Gesunde Fette halten den Organismus gut geschmiert und beweglich, während gesättigte Fette und Transfette die Gefäße verstopfen. Dieses Kapitel befasst sich mit den gesunden Fetten, die in fettem Fisch, Chiasamen, Avocados und Olivenöl enthalten sind. Diese Fette sind reich an ungesättigten (gesunden) Omega-3-Fettsäuren.

FETT DER GUTEN ART

Lisa ist nach eigenen Angaben ein Gesundheitsfreak. Sie kauft ausschließlich im Bioladen ein, probiert ständig Nahrungsergänzungsmittel aus und macht fast jede Modediät mit. Lisa ernährt sich hauptsächlich pflanzlich. Aber weil sie einfach nicht lange satt bleibt und häufig müde ist, hat sie auf Empfehlung ihres Hausarztes einen Termin bei einer Ernährungsberaterin gemacht. Diese lässt Lisa ein zehntägiges Ernährungsprotokoll führen, in dem sie alle auffälligen Symptome aufführt, beispielsweise ihre Müdigkeit. Es zeigt sich, dass Lisas Ernährungsweise schon viele Stärken hat, aber auch erhebliche Nährstofflücken aufweist. Die Ernährungsberaterin stellt bei Lisa eine Fettphobie fest. Lisa ist mit einer von der Waage besessenen Mutter aufgewachsen, die eine Diät nach der anderen machte, und wohnt jetzt in einem Studentenwohnheim voller körperbewusster junger Frauen. Sie hat eine irrationale Angst vor allen Nahrungsmitteln entwickelt, die sie für fettreich hält, und meidet sie.

Ihr Speiseplan besteht hauptsächlich aus Gemüse und rohem Obst, mit etwas Getreide und Protein. Laut Symptomprotokoll ist sie häufig müde, kann sich an manches nicht erinnern, leidet unter Stimmungsschwankungen und Depressionen. Die Ernährungsberaterin erkennt darin sofort die Symptome eines Mangels an Omega-3-Fettsäuren. Omega-3-Fettsäuren sind vor allem in Fisch und Meeresfrüchten sowie in geringeren Mengen in Leinsaat und Chiasamen enthalten.

Um Lisas Fettphobie aufzulösen, werden noch weitere Termine nötig sein, aber sie ist guter Hoffnung, ihre Energie wiederzuerlangen. Unterwegs macht sie Halt beim Supermarkt und kauft Lachs für das Abendessen ein.

Fett, wissenschaftlich gesehen

Der Verzehr von Fett ist nicht nur für lange verfügbare Energie wichtig. Eine zu geringe Fettaufnahme wird mit Depressionen, Stimmungsstörungen und Selbstmord in Zusammenhang gebracht. Eine Metaanalyse von Studien über Diäten zur Senkung des Cholesterinspiegels hat eine überraschende Nebenwirkung aufgedeckt: eine signifikant höhere Inzidenz von Suizidversuchen und vollendeten Suiziden. Studien haben ergeben, dass man bei fettarmer Ernährung mit 25 bis 35 Prozent höherer Wahrscheinlichkeit depressiv wird. Schließlich bestehen Zellmembranen aus Lipiden (Fetten). Aus diesen Erkenntnissen lässt sich jedoch nicht ableiten, dass jegliche Art von Fett gesundheitsförderlich ist.

Tatsächlich hat die neurologische Forschung gezeigt, dass der Verzehr von vielen gesättigten Fettsäuren kognitive Prozesse wie Erinnerung und Wortfindung negativ beeinträchtigt und das Risiko für kognitive Störungen, Alzheimer und Demenz erhöht. Gesunde Fette (ungesättigte Fettsäuren und

Omega-Fettsäuren) reduzieren dagegen die Häufigkeit von Demenz, verbessern das Gedächtnis und ermöglichen ein gesundes geistiges Altern.

Vor allem die Omega-3-Fettsäuren werden als gesunde Fette mit einer gesünderen Psyche in Verbindung gebracht. Länder, in denen viel Fisch konsumiert wird, können insgesamt auf eine bessere psychische Gesundheit verweisen, und die Behandlung von Depressionen erbringt dort bessere Ergebnisse. Tatsächlich gibt es Belege dafür, dass Fischölpräparate eine vergleichbare Wirkung bei der Behandlung von Depressionen haben wie pharmakologische Antidepressiva. Omega-3-Fettsäuren werden auch eingesetzt, um die Symptome von Bipolarer Störung, Schizophrenie, Borderline-Persönlichkeitsstörung, ADHS und anderen Stimmungs- und Gedächtnisstörungen abzumildern. Sie gelten als unerlässlich für wichtige Hirnfunktionen wie die Neurotransmission und Neurogenese sowie für die Verhinderung von Nervenentzündungen. Omega-3-Fettsäure-Mangel leistet psychischen Erkrankungen wie Bipolarer Störung, Schizophrenie, ADHS und Autismus Vorschub.

An der Beziehung zwischen gesunden Fetten und Angststörungen wird zurzeit noch geforscht. Bisher deuten die Ergebnisse darauf hin, dass der Verzehr von gesättigten Fettsäuren mit stärkeren Angstsymptomen verbunden ist, während ungesättigte Fette und Omega-3-Fettsäuren mit verringerter Angst in Verbindung stehen. Zwischen einem Mangel an Omega-3-Fettsäuren im Gehirn und Angstsymptomen wurde bereits ein Zusammenhang festgestellt. Ein Mangel an Omega-3-Fettsäuren korreliert zudem mit Gedächtnisverlust, Alzheimer, Lernschwierigkeiten und Verhaltensstörungen. Diese Koinzidenz hat weitere Forschungen angestoßen.

Da Omega-3-Fettsäuren vom Körper nicht selbst hergestellt werden können, ist die Zuführung über die Nahrung die einzige Bezugsmöglichkeit. Fisch, Pflanzenöl, Nüsse und Saaten sind die Hauptquellen für Omega-3-Fettsäuren in der Nahrung.

Fetter Fisch

Wenn es um die Hirngesundheit geht, ist Fisch nicht gleich Fisch. Zwar sind alle Fische und Meeresfrüchte gesund fürs Herz, denn sie sind eine ausgezeichnete Quelle für Protein, Kalzium, Kalium und zahlreiche andere Vitamine und Mineralien, aber ihr Fettgehalt variiert. Es sind die Omega-3-Fettsäuren im Fisch, die die Gesundheit des Gehirns fördern. Fetter Fisch heißt so, wenn er mehr als 5 Prozent Fettgehalt hat. Fisch liefert Omega-3-Fettsäuren in Form von EPA (Eicosapentaensäure) und DHA (Docosahexaensäure). Die dritte benötigte Sorte, ALA, kommt in Pflanzen vor).

Omega-3-Fettsäuren werden von den Augen- und Gehirnzellen, vom Herz, den Blutgefäßen und vom Atmungs-, Immun- und Hormonsystem dringend benötigt.

Die folgende Tabelle hilft beim Planen von Mahlzeiten, die Werte sind jedoch Richtwerte, die variieren können.

FISCH	FETT PRO 100 G	OMEGA-3 PRO 100 G	ERHÄLT-LICHKEIT	PREIS (€–€€€)
Atlantischer Lachs (Salmo salar)	12 g	2150 mg	Leicht (Zucht) Schwierig (Wildfang)	€€€
Atlantischer Hering (Clupea harengus)	7,5 g	2014 mg	Schwierig	€
Europäischer Aal (Anguilla anguilla)	12 g	1790 mg	Einfach	€€
Königslachs (Oncorhynchus tshawytscha)	13 g	1740 mg	Leicht	€€€
Makrele (Scomber scombrus)	12 g	1203 mg	Leicht	€
Rotlachs/Sockeye (Oncorhynchus nerka)	7 g	2648 mg	Leicht	€€€
Sardelle (Engraulis encrasicolus)	9 g	2055 mg	Einfach	€
Sardine (Sardina pilchardus)	12 g	982 mg	Leicht	€

Ein Speiseplan mit viel Fisch und wenig Fleisch ist insgesamt gesünder. Zu einer gesunden Ernährung gehören auch andere Fische und Meeresfrüchte wie Tilapia, Heilbutt, Muscheln, Austern, Krebse, Muscheln, Kabeljau, Hummer, Seelachs, Jakobsmuscheln, Garnelen und Thunfisch. Aber im Hinblick auf die Hirngesundheit gilt: je fettiger, desto besser.

Ideale Portionierung

Die für die psychische Gesundheit empfohlene Verzehrmenge beträgt zwei- bis dreimal pro Woche 80–100 Gramm Omega-3-reichen Fisch. Idealerweise sollte man pro Tag 500 Milligramm Omega-3-Fettsäuren (ca. 3500 Milligramm pro Woche) zu sich nehmen. Das könnte so aussehen, dass man ein 90-Gramm-Lachsfilet zum Abendessen isst und ein paar Tage später ein Sardellen-Crostini zum Brunch. Bis zu 5000 Milligramm Omega-3-Fettsäuren pro Tag gelten als unbedenklich.

Hilfreiche Tipps

Wenn Sie keinen Fisch in Ihren Speiseplan aufnehmen möchten, können Sie Ihre Omega-3-Fettsäuren aus anderen Quellen beziehen. Nahrungsergänzungsmittel aus Fischöl sind unbedenklich, streng kontrolliert, außerdem leicht erhältlich und meist auch erschwinglich.

Um die gesunde Wirkung von Fisch beim Kochen zu erhalten, sollten Sie ihn möglichst backen, braten, grillen, pochieren, dämpfen oder sautieren, aber lieber nicht panieren und nicht frittieren.

Idealerweise kaufen Sie frischen Fisch in Ihrem örtlichen Fisch- oder Feinkostgeschäft. Solange Sie allerdings nicht direkt an der Küste leben, wo der Fisch fangfrisch in den Laden kommt, ist Ihr Fisch wahrscheinlich tiefgefroren. Selbst der vermeintlich frische Fisch von der Fischtheke wurde möglicherweise für den Transport schockgefroren und dann für die Auslage wieder aufgetaut. Lebensmittel werden tiefgekühlt oder in Dosen gefüllt, um sie lagerfähig zu machen und die enthaltenen Nährstoffe zu bewahren.

Wildfang oder Zucht

Die Frage, ob Fisch aus Wildfang oder aus Zucht besser ist, ist wird hitzig diskutiert. Für die Verbraucher ist Zuchtfisch deutlich preisgünstiger als wild gefangener Fisch. Die Medien verbreiten manchmal den Irrglauben, dass Zuchtfisch gesundheitlich minderwertig sei.

Weil die Meerespopulationen durch Überfischung zurückgehen, verlegt man sich zunehmend auf die Aufzucht eigener Fische. Die Fischzucht, auch Aquakultur genannt, ist unerlässlich, um nachhaltig so viel Nahrung bereitzustellen, dass der Bedarf der wachsenden Weltbevölkerung gedeckt wird. Zuchtfische sind vom Nährstoffgehalt her mit Wildfischen vergleichbar. Mancher Zuchtlachs ist tatsächlich fetter und reicher an Omega-3-Fettsäuren als seine wilden Verwandten. Das liegt daran, dass Zuchtfische nicht den Gefahren des Ozeans und der Verfolgung durch Fressfeinde ausgesetzt sind und durchgehend proteinreiche Nahrung erhalten, damit sie größer und fetter werden.

Wegen der wachsenden Weltbevölkerung und der wissenschaftlich immer besser belegten gesundheitlichen Vorteile des Fischverzehrs werden die Ozeane auf katastrophale Weise überfischt. Fischzucht ist mit der Rinder-, Hühner- und Schweinemast vergleichbar. Wie beim Ackerbau gibt es gentechnische Modifikationen für mehr und schnelleres Wachstum, um die Nachfrage auf effiziente und kostengünstige Weise zu bedienen. Ohne Fischzucht wären manche Fischarten bereits ausgestorben, und die weltweite Nahrungsversorgung wäre schwer beeinträchtigt.

Nüsse und Saaten

Während Fisch in hohem Maße die Omega-3-Fettsäuren EPA und DHA enthält, sind bestimmte pflanzliche Lebensmittel reich an einer anderen Art von Omega-3-Fettsäuren: Alpha-Linolensäure. ALA ist eine essenzielle Omega-3-Fettsäure. »Essenziell« bedeutet, dass der Körper etwas nicht selbst herstellen oder aus anderen Nährstoffen synthetisieren kann. Daher muss ALA über die Nahrung zugeführt werden. Da der Körper kleine Mengen von ALA in EPA und DHA umwandeln kann, aber nicht genug für die Erhaltung der Hirngesundheit, bleibt Fisch ein wichtiger Bestandteil einer hirngesunden Ernährung. Aber auch wenn Sie sich für eine vegane oder pflanzenbasierte Ernährung entscheiden, können Sie einen ausreichenden Omega-3-Spiegel gewährleisten. Sie müssen nur bestimmte Nahrungsmittel in der täglichen Ernährung priorisieren und in größeren Mengen verzehren. Zu diesen Omega-3-Nahrungsmitteln gehören Chiasamen, Leinsamen, Hanfsamen, Walnüsse und Sojabohnen(produkte).

Ideale Portionierung

Empfohlen wird, dass Frauen pro Tag 1,1 Gramm der Omega-3-Fettsäure ALA zu sich nehmen und Männer 1,6 Gramm. Das bedeutet, dass eine Portion der unten aufgeführten Lebensmittel am Tag genügt! Falls Sie sich dafür entscheiden, Ihr ALA aus einem Nahrungsergänzungsmittel zu beziehen, ist eine Tagesdosis von bis zu 2,4 Gramm unbedenklich.

Chiasamen: 1 Esslöffel enthält 2,5 Gramm.

Leinsamen: 1 Esslöffel geschrotete Leinsaat enthält 1,8 Gramm.

Hanfsamen: 1 Esslöffel enthält 1 Gramm.

Sojabohnen: 1 Tasse Sojabohnenkerne/Edamame (75 Gramm) enthält 0,3 Gramm.

Walnüsse: ½ Handvoll (30 Gramm) enthält 2,7 Gramm.

Hilfreiche Tipps

Chiasamen sind eine gute Wahl, weil sie haltbar und nicht teuer sind und zahlreiche Verwendungsmöglichkeiten bieten: in Smoothies, Müslis, Soßen, Dips, Dressings und Suppen oder als Panade für gebratenen Fisch. In Wasser mit einem Schuss Zitronensaft eingeweicht ergeben sie ein erfrischendes Getränk nach Art von Bubble Tea. In Milch und Vanillemark oder Kakao gequollen ergeben sie Chiapudding. Man kann sie auch in Brot, Pfannkuchen, Waffeln, Keksen oder Muffins mitbacken.

Leinsamen müssen vor dem Verzehr geschrotet werden. Man kann auch selbst schroten: einzelne Portionen mit Mörser und Stößel, größere Mengen in der Küchenmaschine oder im Hochleistungsmixer.

Hanfsamen können wie Chiasamen roh verzehrt werden, können aber auch geröstet oder gekocht oder als Hanföl genossen werden. Man kann sogar Hanfdrink kaufen oder selbst machen.

Walnüsse sind ein genialer Snack (außer natürlich bei einer Nussallergie). Sie schmecken fantastisch auf Salaten, in Müsli, Porridge, Brot und gehackt als knusprige Fischpanade.

Sojabohnen sind in zahlreichen Zubereitungen leicht erhältlich. Man isst sie als als Gemüse (Edamame) oder verwendet sie zur Herstellung von Tofu und Tempeh sowie für Sojadrink, -joghurt und -creme. Sojaöl ist ein gutes Speiseöl.

Avocados

Die Avocado ist eine besondere Frucht und etwas ganz anderes als der Apfel zum Frühstück oder die Banane zum Mittagessen. Im Gegensatz zu anderen Früchten sind Avocados reich an gesundem Fett. Während die meisten Früchte größtenteils aus Kohlenhydraten bestehen, bestehen Avocados zu 10–25 Prozent aus Fett und nur zu unter 1 Prozent aus Kohlenhydraten. Avocados gedeihen in heißen, sonnigen und feuchten Regionen, etwa in Süd- und Mittelamerika. Mexiko ist weltweit der größte Produzent. Für Europa ist Israel ein bedeutender Lieferant. Es gibt gut ein Dutzend Hauptsorten, die zu unterschiedlichen Zeiten im Jahr reifen, sodass Avocados ganzjährig erhältlich sind. Alle Avocadosorten liefern gute Inhaltsstoffe fürs Gehirn.

Ideale Portionierung

Eine halbe mittelgroße Avocado enthält ungefähr 0,1 Gramm Omega-3-Fettsäuren und gilt als tägliche Verzehrempfehlung. Avocadoöl ist ebenfalls eine gute Wahl, zum Beispiel für Salatdressing und andere Kochrezepte.

Avocados schmecken perfekt auf Toast oder mit Ei, im Sandwich und in Wraps (zerdrückt eine hervorragende Alternative zu Mayonnaise), auf Reis- und Protein-Bowls und sogar mit tiefgekühlter Banane und Kakaopulver zu Eiscreme (Nicecreme) gemixt. Sie machen sich auch püriert gut in pikanter Guacamole zum Dippen oder in einem feinen Dressing mit Olivenöl und Kräutern.

Hilfreicher Tipp

Eine perfekt reife Avocado sollte sich bei leichtem Druck zart anfühlen, weder hart noch matschig. Die Farbe der Schale ist kein guter Indikator für die Reife, denn es gibt Sorten mit unterschiedlicher Farbenschale von hellem Grün bis fast Schwarz. Eine fleckige Schale zeigt wahrscheinlich an, dass die Avocado überreif oder schon schlecht ist.

Kaufen Sie am besten alle paar Tage mehrere Avocados, damit Sie immer ein reifes Exemplar zur Hand haben. Haben Sie eine harte Avocado, die Sie so bald wie möglich verarbeiten wollen, dann stecken Sie sie zusammen mit einer Banane in eine Papiertüte, denn Bananen erzeugen ein Gas, das die Avocado schneller reifen lässt.

Olivenöl

Olivenöl ist nicht besonders reich an Omega-3-Fettsäuren. Es ist als Speiseöl jedoch reich an anderen lebenswichtigen und hirngesunden Nährstoffen. Unter anderem beheben und reparieren die darin enthaltenen Antioxidantien oxidative

Schäden, die mit psychischen Erkrankungen korrelieren. Olivenöl spielt in der mediterranen Ernährungsweise eine wichtige Rolle, die nachweislich die Hirn- und Herz-Kreislauf-Gesundheit verbessert und Komorbidität (gleichzeitiges Auftreten verschiedener Erkrankungen) verringert. Studien haben ergeben, dass eine mediterrane Ernährungsweise das Risiko einer Depression um bis zu 30 Prozent senken kann. Tatsächlich wurde in klinischen Studien festgestellt, dass eine Ernährung mit viel Olivenöl das Auftreten von Depressionen reduziert und die Lebensqualität verbessert. Wie toll ist das denn? Ihr Salatdressing hilft Ihnen womöglich beim Kurieren Ihrer Depression.

Für den größtmöglichen Nutzen werden 2 Esslöffel Olivenöl pro Tag empfohlen. Manche Menschen nehmen es pur ein, manche mit etwas Zitronensaft, um es schmackhafter zu machen. Sie können es auch in einen Smoothie geben und Sie werden es nicht einmal bemerken.

Es gibt noch viele andere Möglichkeiten, Olivenöl in den täglichen Speiseplan zu integrieren. Eine Vinaigrette mit Olivenöl ist ein perfektes Topping für Salat, Getreidebeilagen oder mageres Protein. Es schmeckt auch auf frischen Obstsalat, gedünstetes Obst oder Joghurt geträufelt überraschend lecker. Olivenöl ist die Basis für Pesto, köstlich als Nudelsoße oder in eine Suppe gerührt, und sogar zum Backen beliebt. Man kann auch mit Olivenöl kochen (siehe hilfreicher Tipp, Seite 64), und in der Pfanne ist es ein großartiger Ersatz für Butter.

Hilfreicher Tipp

Zwar eignet sich Olivenöl hervorragend für Dressings, zum Beträufeln, als Zutat in Hummus und in anderen rohen oder kalten Gerichten, aber es ist möglicherweise nicht die beste Wahl zum Braten, da es einen sehr niedrigen Rauchpunkt hat. Tatsächlich werden die meisten guten Nährstoffe zerstört, wenn es stark erhitzt wird. Nehmen Sie alternativ Rapsöl, es enthält 10 Prozent Omega-3-Fettsäuren und somit zehnmal mehr als Olivenöl und besitzt einen höheren Rauchpunkt. Rapsöl eignet sich gut zum Braten, zum Sautieren und zum Bepinseln von allem Gegrillten oder Gebackenen, das außen knusprig werden soll.

Das richtige Olivenöl wählen

Olivenöl gibt es in so vielen verschiedenen Qualitäten, dass die Auswahl nicht leicht ist. Es gibt sogar Olivenöl-Fachgeschäfte – sogar in meiner Kleinstadt ist eines. Das Olivenöl, das in der Mittelmeerküche verwendet wird und daher in den meisten klinischen Studien untersucht wird, ist kaltgepresst, nativ oder extra vergine. Alle diese Begriffe bedeuten, dass das Olivenöl aus reifen, frischen Oliven herausgepresst wird, anstatt es durch Hitze oder Chemikalien zu lösen und zu extrahieren. Olivenöl sollte in dunklem Flaschenglas oder einem undurchsichtigen Behälter (etwa einer Blechdose) verpackt sein, da Licht die Nährstoffe zerstört.

Natives und extra natives Olivenöl hat einen sehr niedrigen Säuregehalt (unter 0,8 Prozent) und schmeckt gemeinhin am besten. Es wird jedoch eher nicht zum Kochen empfohlen und ist etwas teurer.

IN ALLER KÜRZE

Nach der Lektüre dieses Kapitels sollte »Fett« kein Schimpf- oder Reizwort mehr für Sie sein. Konkret haben Sie gelernt, dass nicht alle Arten von Fett unter gesundheitlichen Aspekten gleich positiv oder gleich negativ zu beurteilen sind. Zur Förderung der psychischen und neurologischen Gesundheit sollten Sie sich an die in diesem Kapitel besprochenen Fette halten. Möglicherweise nehmen Sie im Rahmen Ihrer derzeitigen Ernährung bereits mehr gesunde Fette zu sich, als Ihnen bewusst ist. Die eigentliche Schwierigkeit kann darin bestehen, die weniger gesunden Fette zu reduzieren, die Sie derzeit konsumieren: Butter, Frittierfett und Gebäck mit viel gesättigten Fette und Transfetten. Ersetzen Sie die weniger wünschenswerten Fette in Ihrem derzeitigen Speiseplan nach Möglichkeit durch gesunde.

- Der Verzehr von Fettfisch ist eine hervorragende Möglichkeit, die EPA- und DHA-Aufnahme zu steigern. Ersetzen Sie nach Möglichkeit eine Mahlzeit mit Fleisch durch ein Fischgericht. Nehmen Sie, falls fetter Fisch wie Lachs nicht nach Ihrem Geschmack ist, ein Nahrungsergänzungsmittel mit Fischöl ein.

- Indem Sie Ihrem Essen täglich einen Esslöffel Chia-, Lein- oder Hanfsaat zugeben, versorgen Sie sich mit der Omega-3-Fettsäure ALA, die der Körper benötigt, aber nicht selbst produzieren kann.

- Eine halbe Avocado pro Tag reicht aus, um den Bedarf an Omega-3-Fettsäuren und schützenden Antioxidantien zu decken. Außerdem ist die Avocado in der Küche vielseitig zu verwenden. Man kann sie zum Frühstück in einem Smoothie, mittags auf Toast oder zum Abendessen in einer Guacamole genießen.

- Zwei den Tagesmahlzeiten zugegebene Esslöffel Olivenöl oder sonstiges kalt gepresstes Pflanzenöl liefern reichlich Omega-3-Fettsäuren sowie viele zellschützende Antioxidantien.

4. KAPITEL

Mageres Protein

Abgesehen von Wasser und Fett besteht der Körper fast ausschließlich aus Proteinen (Eiweiß). Proteine sind die molekularen Bausteine aller Knochen, Muskeln und Zellen. Sie sind das Ausgangsmaterial für Botenstoffe, Enzyme und Hormone. Ein Mangel an Protein in der Nahrung begünstigt psychische Erkrankungen wie Angstzustände, Depressionen, Stimmungsschwankungen und ADHS.

Oft wird eine proteinreiche Ernährung als Allheilmittel angepriesen. Alle paar Jahre macht irgendeine proteinlastige Diät – von Atkins bis Paleo – von sich reden und verschwindet wieder. Aber so wie Fett nicht gleich Fett ist, ist Protein nicht gleich Protein. Die Art von Protein, die der Gesundheit des Gehirns zuträglich ist, ist mageres Protein. Körper und Hirn profitieren deutlich mehr von gebackenem Lachs oder gebratenem Tofu als von Kabeljau im Bierteig oder Rib-Eye-Steak, und das hat nichts mit dem Proteingehalt der einzelnen Portion zu tun. Aber Protein hat nur dann einen maximalen Nährwert für den Körper, wenn es nicht durch die ungünstigen Auswirkungen der Kombination mit gesättigten Fettsäuren beeinträchtigt wird.

DAS GLÜCKSHORMON

Ernährungsberater lernen sehr unterschiedliche Patienten kennen. Die Dienstleistungen reichen von allgemeiner Ernährungsberatung bis hin zur medizinischen Ernährungstherapie. Als Ernährungsexperten können sie jede Frage zu einzelnen Nahrungsmitteln oder Ernährungsformen beantworten. Im folgenden Fallbeispiel konsultiert Tom eine Ernährungsberaterin, um herauszufinden, ob seine Ernährung seine Stimmung jüngst beeinflusst hat.

Tom: *Ich gehe seit ungefähr sechs Monaten zu einem Therapeuten. Er ist toll. Ich brauche aber einfach mehr Hilfe, denke ich. Er hat gesagt, dass die Ernährung meine Stimmung beeinflussen kann. Davon habe ich noch nie gehört, aber ich versuche gern alles, um mich wieder wie ich selbst zu fühlen.*

Ernährungsberaterin: *Danke, dass du mir das so offen sagst, Tom. Du bist damit bei mir genau richtig. Deinem 14-tägigen Ernährungsprotokoll entnehme ich, dass du ziemlich gern Süßes isst. Es sieht so aus, als bestehe ein großer Teil deiner Ernährung aus Gebäck.*

Tom: *Ja, ich bin schon echt eine Naschkatze. Aber ich bin ja nicht übergewichtig oder so, da macht das nichts, habe ich gedacht.*

Ernährungsberaterin: *Interessanterweise gibt es mehr und mehr Hinweise darauf, dass eine Ernährung mit viel Zucker und gesättigten Fetten den Dopaminspie-*

gel im Gehirn runterdrückt. Dopamin ist zuständig für Gefühle wie Freude und Motivation. Ohne genügend Dopamin zeigt man also weniger Interesse an Dingen und Aktivitäten und es fehlt die Motivation. Oft ist eine Ernährung mit viel Zucker und gesättigten Fettsäuren auch eiweißarm. Protein wird im Körper zu Aminosäuren aufgespaltet, und eine davon, Tyrosin, hilft dem Körper, Dopamin zu bilden. Abhängig von der Ernährungsweise kann es also für den Körper schwer werden, Dopamin zu produzieren, und in der Folge auch, das wenige vorhandene Dopamin freizusetzen.

Protein, wissenschaftlich gesehen

Protein kann sowohl aus tierischen als auch aus pflanzlichen Quellen stammen. Es ist also immer problemlos zugänglich, egal welche Ernährungsform man wählt. Ein »vollständiges Protein« enthält alle neun essenziellen Aminosäuren (Histidin, Isoleucin, Leucin, Lysin, Methionin, Phenylalanin, Threonin, Tryptophan und Valin). Wie bei Omega-3-Fettsäuren bedeutet essenziell, dass man sie mit der Nahrung aufnehmen muss, weil der Körper sie nicht selbst herstellen kann. Diese neun essenziellen Aminosäuren sind lebensnotwendig und fördern die psychische und neurologische Gesundheit. Tierische Produkte wie Fleisch, Geflügel, Fisch, Eier und Milchprodukte liefern vollständige Proteine. Sie enthalten auch unterschiedliche Mengen an gesättigten und ungesättigten Fetten. Magere Proteinquellen (Protein ohne überschüssige gesättigte Fettsäuren) können vom Körper besser verwertet werden. So kann er etwa Botenstoffe produzieren und sich mit Energie versorgen, schützt aber gleichzeitig das Gehirn vor den Schäden, die durch gesättigte Fette entstehen.

Alle Botenstoffe werden aus Proteinen gebaut, auch diejenigen, die für die Psyche wichtig sind. Zwei Botenstoffe, die sich entscheidend auf die psychische Gesundheit auswirken, sind Dopamin, das aus Tyrosin hergestellt wird, und Serotonin, das aus Tryptophan hergestellt wird. Dopamin und Serotonin sind für die Stimmungsregulation unerlässlich. Wenn die Nahrung zu wenig Protein liefert, gibt es nicht genug Aminosäuren, um Dopamin und Serotonin zu bilden, was in der Folge zu Stimmungsstörungen führen kann und sich möglicherweise in Angstzuständen und Depressionen ausdrückt.

Rein physiologisch sorgt eine proteinreiche Ernährung auch dafür, dass man sich zufrieden und energiegeladen fühlt. Dadurch wird die Lust aufs Naschen von Süßigkeiten gesenkt, die ihrerseits Stimmungsstörungen auslösen können (siehe 7. Kapitel, Seite 121). Zwischen einem hohen Zuckerkonsum und Depressionen besteht eine starke Korrelation, und das könnte teilweise daran liegen, dass Süßigkeiten und Süßspeisen die Proteingerichte im Speiseplan verdrängen.

Im Weiteren geht es um die Hauptquellen für mageres Protein, die Sie auf Ihren Speiseplan setzen sollten: Geflügel, Eier, Soja und Nüsse. Nicht vergessen sollte man Fisch, der wegen seines Fettgehalts bereits ausführlich besprochen wurde und eine ausgezeichnete Quelle für mageres Protein ist.

Geflügel

Ich wette, Sie wissen schon, was jetzt kommt: Geflügel ist nicht gleich Geflügel, wenn es um die Hirngesundheit geht. Das helle Fleisch von Huhn, Truthahn oder sonstigem Geflügel stammt gewöhnlich aus der Brust und ist eine magerere Proteinquelle, die hauptsächlich ungesättigte Fette enthält. Die Schenkel und Keulen der Vögel sind etwas dunkler. Sie enthalten mehr gesättigte Fettsäuren als das Brustfleisch, sind aber oft preisgünstiger. Da die Haut des Vogels überwiegend gesättigte Fettsäuren und Cholesterin enthält, wird empfohlen, die Haut immer zu entfernen oder gleich Geflügel ohne Haut zu kaufen.

Ideale Portionierung

Eine tägliche Portion von ungefähr 100 Gramm magerem Fleisch liefert die 25 bis 30 Gramm Protein, die der Körper braucht. Zusätzliche Vorteile sind ungesättigte Fettsäuren und Tryptophan, die der Körper in Serotonin umwandeln kann. In den 1990er-Jahren war es ein großes Thema, dass das im Truthahn enthaltene Tryptophan allen Thanksgiving-Gästen Lust auf ein Nickerchen macht. Zwar ist es so, dass der Körper aus Tryptophan schlafförderndes Melatonin und stimmungsaufhellendes Serotonin erzeugt, aber die in einer oder zwei Portionen Truthahn enthaltene Menge reicht nicht aus, um schläfrig oder überfröhlich zu machen (siehe »Ist Tryptophan gut fürs Gehirn?«, Seite 74).

Hilfreicher Tipp

Wenn es um die Hirngesundheit geht, ist die Zubereitungsart genauso wichtig wie die Wahl des richtigen Fleischstücks. Ein Dutzend frittierter Chicken Wings, in süße Soße oder Mayonnaise gedipt, sind möglicherweise lecker, aber sie haben nicht die gleichen gesundheitlichen Vorteile wie ein mit Kräuterolivenöl bestrichenes und mit grünem Gemüse in der Pfanne geschmortes Hähnchenbrustfilet. Sie sollten Geflügel backen, schmoren, kurzbraten oder grillen. Meiden Sie nach Möglichkeit Zubereitungsarten wie Panieren und Frittieren sowie das Servieren mit zuckrigen und salzigen Soßen und Dips.

Hähnchenfleisch ist eine erschwingliche, überall erhältliche Proteinquelle, die auf enorm viele Arten zubereitet werden kann. Huhn kann man das ganze Jahr über genießen – sei es als gegrillte Hähnchenbrust mit Zucchini und Zuckermais, als Wokgericht mit buntem Gemüse oder im Sommersalat mit Erdbeeren und Pekannüssen. Hühnerfleisch lässt sich mit Gemüse, Obst, Getreide oder Gewürzen kombinieren, man kann dabei nichts falsch machen.

Ist Tryptophan gut fürs Gehirn?

Die kurze Antwort lautet: Ja, Tryptophan ist gut fürs Gehirn. Serotonin wird aus Tryptophan hergestellt, einer der neun essenziellen Aminosäuren, die über die Nahrung aufgenommen werden müssen. Serotoninmangel korreliert stark mit Ängsten und Depressionen, aber auch mit Aggressionen und Denkproblemen. Ein Serotoninmangel kann genetisch oder hormonell, durch den Stoffwechsel, Stress oder Ernährung bedingt sein. Der Serotoninspiegel lässt sich erhöhen, indem man die Tryptophanaufnahme erhöht. Gute Quellen für Tryptophan sind Eier, Milch, Nüsse und Saaten, Geflügel, Lachs, Sojabohnen und Spinat.

Übrigens werden Angstzustände und Depressionen seit den 1970er-Jahren mit Tryptophan behandelt. Kombinationen aus 5-HTP (Tryptophan) und MAO-Hemmern (Antidepressiva, die verhindern, dass die Enzyme Monoaminoxidase den Serotonin- und Dopaminspiegel senken) haben in der Behandlung nur mittelmäßige Erfolge erzielt. Mehr Forschung zu diesem Thema könnte neue Erkenntnisse bringen.

Tatsache ist jedoch, dass der Verzehr tryptophanhaltiger Nahrung nur eines der Elemente ist, die die psychische Gesundheit bestimmen. Solche Einzelfaktoren beurteilt man am besten im Zusammenhang mit der Lebensweise, der professionellen Betreuung und der Unterstützung des Umfelds. Es gibt keine schnell wirkende Tryptophanpille, die Depressionen und Angstzustände heilen kann, aber der Verzehr proteinreicher Nahrungsmittel, die Tryptophan enthalten, kann die Serotoninproduktion ankurbeln, was wiederum Stimmung, Denkvermögen und Verhalten verbessern und normalisieren kann.

Eier

Eier sind eine weitere hochwertige tierische Proteinquelle, denn sie sind ebenfalls leicht erhältlich und erschwinglich. Eier haben den zusätzlichen Vorteil, dass sie einige Omega-3-Fettsäuren aus dem Hühnerfutter mitbringen. Außerdem ist der Fettanteil von Eiern größtenteils ungesättigt. Eier sind reich an zellbildenden Proteinen, hirnschützenden Fetten und anderen wichtigen Nährstoffen, die für die psychische Gesundheit unerlässlich sind. Sie enthalten das Vitamin Cholin, eine Vorstufe des Botenstoffs Acetylcholin, der die Reaktion auf Reize verbessert und die Stimmung reguliert. Ferner enthalten Eier Lutein, das für entzündungshemmende Prozesse und das Denkvermögen von entscheidender Bedeutung ist. Eier sind reich an Vitamin D, das nachweislich das Risiko von Depressionen verringert. Wie Geflügelfleisch enthalten sie auch Tryptophan, das zur Herstellung von Serotonin verwendet wird. Zu guter Letzt liefern Eier reichlich B-Vitamine, die für die Gesundheit und Funktion des Nervensystems unerlässlich sind und bei der Stressbewältigung helfen können.

Ideale Portionierung

Jahrelang hatten Eier einen schlechten Ruf. Sie standen unter dem Verdacht, den Cholesterinspiegel krankhaft zu erhöhen, und von dieser falschen Annahme hat sich die Allgemeinheit nie vollständig befreit. Noch heute kommen Patienten zu mir, die aus Angst vor Cholesterin Eier meiden. Eine weit verbreitete Empfehlung lautet, dass ein bis zwei Eier pro Tag für gesunde Erwachsene unbedenklich sind. Wer bereits einen hohen Cholesterinspiegel hat, kann immer noch ein Ei pro Tag essen, um die gute Wirkung aufs Gehirn voll auszuschöpfen. Da sich die hirngesunden Nährstoffe im Eigelb befinden, sollten Sie unbedingt das ganze Ei verwenden. Sie müssen sich nicht auf Eiweiß-Omelett beschränken, denn bei Einhaltung der empfohlenen Portionsgröße ist der Dotter von großem Nutzen für Ihr Gehirn.

Hilfreicher Tipp

Eier sind eine herrliche Grundlage für unzählige kulinarische Kreationen. Mit frischen Kräutern, reifem Gemüse und einer Prise Salz wird das simple Ei zum nahrhaften Gemüseomelett. Eier passen auch sehr gut zu den anderen hirngesunden Lebensmitteln in diesem Buch. Man kann Eier mit einem Spritzer Olivenöl als Rühr- oder Spiegelei braten und auf einem Stück Vollkorntoast mit Gemüseallerlei und Obst als Beilage servieren. Rührei, spanische Frittata oder Quiche mit gebratenem Gemüse zu kombinieren, ist eine clevere Möglichkeit, Antioxidantien ins Essen zu schmuggeln. Wer Russische Eier oder Eiersalat auf eine neue, gesunde Stufe heben will, ersetzt die Mayonnaise durch Avocadomus oder Olivenöl und Essig. Und wenn noch ein zusätzliches Ei im Wochenplan untergebracht werden soll, mischt man einfach eins ins Wokgemüse.

Essen für mehr Serotonin

Viele Feste und glückliche Erinnerungen sind eng mit Essen verbunden. Aber gibt es auch echtes Gute-Laune-Essen? Die Antwort lautet: irgendwie schon. Genauer gesagt sind die Botenstoffe Serotonin und Dopamin an Glücksgefühl, Positivität, Optimismus, Stimmungsstabilisierung und Angstregulation beteiligt. Botenstoffe werden von den Neuronen aus Vorläufermolekülen hergestellt, die der Körper aus verdauter Nahrung synthetisiert hat. Nahrung mit einem hohen Gehalt an Vorläufermolekülen für Serotonin versorgt den Körper mit reichlich Material, um diese gewünschten Botenstoffe herzustellen.

Tryptophan ist, wie bereits erwähnt, ein Vorläufermolekül für den »Glücks-Botenstoff« Serotonin. Tryptophan kommt in Geflügel, Ei, Fisch, Soja, Nüssen und Saaten, Milchprodukten und bestimmten Obst- und Gemüsesorten vor. Auch das hauptsächlich in Eiern vorkommende Cholin hängt mit dem Serotonin zusammen.

Bei Ernährung und psychischer Gesundheit muss man mit wissenschaftlichen Pauschalempfehlungen vorsichtig sein, aber die hier zugrundeliegenden Wirkprinzipien sind durch umfangreiche Forschungen und empirische Beweise gut belegt. Das macht Ernährungsempfehlungen zum Anheben des Serotoninspiegels sehr vielversprechend.

Soja

Im vorigen Kapitel wurde Soja als Quelle für Omega-3-Fettsäuren genannt. Aber Soja ist doppelt nützlich, da es auch ein pflanzliches Protein-Kraftpaket ist. Pflanzliche Proteinquellen haben den zusätzlichen Vorteil, dass sie wenig bis gar keine gesättigten Fettsäuren enthalten und voller Vitamine und Mineralstoffe stecken. In den USA wird Soja oft als Reformkost angesehen, in Asien ist Soja so alltäglich wie andernorts ein Sandwich; in Europa haben Sojaprodukte sich einen festen Platz in der Küche erobert. Soja ist gründlich erforscht und hat sich als gut für das Herz und für den Schutz des Gehirns, für Denkvermögen und Gedächtnis erwiesen. Kleinere Studien haben auch einen Zusammenhang zwischen einer sojareichen Ernährung und einer geringeren Inzidenz von Depressionen gefunden, besonders in China, Japan und der Dominikanischen Republik. Es bedarf noch weiterer Forschung zu den Vorteilen von Soja für die Psyche, aber allein im Hinblick auf den Gehalt an Protein, gesundem Fett, Vitaminen und Mineralstoffen ist Soja regelrechtes Hirnfutter.

Ideale Portionierung

Ein bis zwei Portionen Soja am Tag gelten als hirnförderliche Menge. Eine Portion kann zum Beispiel ein Glas Sojadrink oder eine kleine Handvoll Tofu, Edamame, Sojaflocken oder Tempeh sein. Diese Menge an Sojaprodukten liefert genau das, was man an pflanzlichem Protein, Omega-3-Fettsäuren, Antioxidantien und entzündungshemmenden Verbindungen braucht.

Edamame sind einfach in den Speiseplan zu integrieren. Die Bohnenkerne schmecken warm in einem Pfannengericht oder kalt auf einem Salat oder mit Thunfisch. Sojadrink ist eine besonders gute Milchalternative, weil sie reich an Protein und arm an gesättigten Fettsäuren ist. Sie kann genau wie Kuhmilch im Müsli oder Smoothie sowie in vielen Back- und Kochrezepten verwendet werden.

Tofu, Tempeh und texturiertes Sojaprotein sind eine großartige Ergänzung zu Fleisch im Speiseplan. Soja-»Fleisch« passt gut zu allen Marinaden oder Gewürzen und kann in jeder Kochrichtung verwendet werden. Man kann diese Proteinlieferanten wie ein Stück Fleisch servieren, in die Suppe würfeln oder geschnetzelt in Chilis oder Soße bolognese verwenden.

In seiner fermentierten Form taucht Soja erneut im 6. Kapitel (ab Seite 100) auf.

Hilfreicher Tipp

Alle Sojaprodukte sind vielseitig einsetzbar, aber es ist hilfreich zu wissen, welche Produkte man am besten für welchen Verwendungszweck kauft.

Seidentofu: Macht sich am besten in Rezepten, die eine cremige Textur verlangen, also in Smoothies, Puddings, Soßen oder als Käseersatz in gefüllter Pasta.

Sojadrink oder Sojajoghurt, gesüßt: für Frühstücksflocken und Müsli

Sojadrink oder Sojajoghurt, ungesüßt: Am besten für herzhafte Kochrezepte und immer dann, wenn der Geschmack des Gerichts nicht beeinträchtigt werden soll.

Tofu, weich: Ideal zum Zerkrümeln, Kochen, Anbraten oder Pürieren.

Tofu, mittelfest: Am besten, wenn er gebraten, gebacken oder fermentiert wird.

Tofu, fest: Wahrscheinlich der vielseitigste und häufigste. Schmeckt gebacken, gebraten, in Pfanne oder Wok kurzgebraten oder glasiert.

Tofu, extrafest: Kann auf die gleiche Arte verwendet werden wie fester Tofu, erfordert jedoch weniger Ausdrücken und Abtropfen und hat ein besonders schönes Kau- und Mundgefühl.

Nüsse

Wie im 3. Kapitel erläutert, sind Walnüsse eine ausgezeichnete Quelle für Omega-3-Fettsäuren, die für die Gesundheit des Gehirns und die Behandlung von Entzündungen äußerst wichtig sind. Nüsse sind auch eine gehaltvolle Quelle für pflanzliches Protein. Auch hier sind Walnüsse in Sachen Hirngesundheit die erste Wahl. Studien haben ergeben, dass schon eine Handvoll Walnüsse täglich das Auftreten einer Depression um bis zu 25 Prozent reduzieren kann. Eine Studie der National Health and Nutrition Examination Survey (NHANES) hat ergeben, dass Walnusskonsumenten optimistischer und energiegeladener sind als andere und mehr Interesse an ihren Hobbys zeigen. Viele Nusssorten sind auch großartige Lieferanten von Vitamin E, einem Antioxidans, das als Mittel gegen Angstzustände und Depressionen noch erforscht wird.

Nüsse sind auch für Menschen mit Angststörungen überraschend nützlich. Eine nussreiche Ernährung sorgt für eine stabilere Herzfrequenzvariabilität. Da zu den Angstsymptomen auch Herzrasen, Herzklopfen und Engegefühl in der Brust zählen, ist ein Nahrungsmittel, das diese biologischen Reaktionen regulieren kann, eine vielversprechende Entdeckung in der Ernährungspsychiatrie.

Ideale Portionierung

Insgesamt zwei Handvoll Nüsse pro Woche gelten als gesund für Hirn und Herz. Eine halbe Handvoll pro Tag gilt als förderlich für die Hirngesundheit. Bei Nüssen sollte man jedoch bei der Portionierung aufpassen, denn sie sind so lecker und knackig, dass man leicht ins Naschen kommt und gar nicht bemerkt, dass man bereits mehrere Portionen auf einmal gegessen hat. Weil Nüsse so fettreich sind, kann das zu viel des Guten sein, auch wenn es gesundes Fett ist. Eine gesunde Ernährung enthält alle Nährstoffe in einem ausgewogenen Verhältnis. Hingegen ist eine nussreiche Ernährung eine fettreiche Ernährung und kann zur Gewichtszunahme führen.

Hilfreicher Tipp

Nüsse sind vielseitige Lebensmittel, die auf unzählige Arten verwendet werden können. Roh sind Nüsse ein toller Snack, geröstet schmecken sie auch sehr gut. Im Ofen geröstete Nüsse können süß, herzhaft oder pikant gewürzt werden, und natürlich lassen sich die drei Geschmacksdimensionen verbinden, etwa bei Wasabi-Erdnüssen oder Chili-Schoko-Mandeln. Nüsse kann man über Salate und Suppen streuen, gehackt und zum Ummanteln von Fisch oder Geflügel verwenden oder mit Olivenöl zu köstlich cremigen Soßen und Pestos pürieren. Man kann sogar selber Nussmus (Nussbutter), Nussdrink und Nussmehl herstellen. Nüsse sind je nach Sorte recht teuer, aber wenn man sie in großen Mengen kauft, kann man etwas Geld sparen. In luftdichten Behältern aufbewahrt halten sie länger, auch einfrieren ist möglich.

IN ALLER KÜRZE

Wie Sie vielleicht bemerkt haben, wirken Eiweiß und gesundes Fett im Körper in einem synergetischen Verhältnis zusammen. Für die biochemischen, lebenserhaltenden Prozesse im Körper werden alle Makronährstoffe (Kohlenhydrate, Proteine und Fette) in der richtigen Menge benötigt. Aus vollständigen mageren Proteinen aus tierischen und pflanzlichen Quellen, die in angemessenen Portionen verzehrt werden, bezieht der Körper die essenziellen Proteine, die er benötigt, um Botenstoffe zu produzieren, den Körper mit Energie zu versorgen und gleichzeitig das Gehirn vor den durch gesättigte Fette verursachten Schäden zu schützen.

- Wenn Sie ungefähr 100 Gramm Geflügel pro Tag essen, erhalten Sie genug Protein und Tryptophan, um Serotonin zu produzieren.

- Alternativ essen Sie für die Gesundheit von Gehirn und Herz ein bis zwei Eier pro Tag, denn sie liefern Proteine, ungesättigte Fette und wichtige Nährstoffe für die Synthese von Botenstoffen.

- Der Verzehr von ein bis zwei Portionen Soja pro Tag ist ein gesundes Maß im Hinblick auf die Hirngesundheit. Dazu reicht schon ein Glas Sojadrink im morgendlichen Müsli und eine Handvoll Edamame als Nachmittagssnack.

- Eine halbe Handvoll Nüsse pro Tag ist alles, was Sie für die Gesunderhaltung des Gehirns an pflanzlichem Protein, Omega-3-Fettsäuren (in Walnüssen) und lebenswichtigen Vitaminen und Mineralstoffen brauchen.

5. KAPITEL

Buntes Obst und Gemüse

Es versteht sich von selbst, dass es wichtig ist, viel Obst und Gemüse zu essen. Aber warum? Obst und Gemüse enthalten Ballaststoffe, die für eine gute Verdauung unerlässlich sind, versorgen den Körper durch ihren hohen Wassergehalt mit Flüssigkeit und liefern einen wahren Schatz an lebenswichtigen Vitaminen, Mineralien und Nährstoffen. Ein Speiseplan voller Obst und Gemüse steht in direktem Zusammenhang mit geringeren Inzidenzen und günstigeren Heilungschancen bei einer Vielzahl von Erkrankungen, darunter Herzkrankheit, Bluthochdruck, Diabetes und Cholesterinprobleme sowie Gehirnerkrankungen wie Alzheimer und Demenz.

Bei der Forderung nach buntem Obst und Gemüse geht es keineswegs nur um den Augenschmaus. Die Färbung dieser Lebensmittel weist auf ihre ernährungsphysiologischen Superkräfte hin. Bestimmte Pflanzennährstoffe, die stark antioxidativ und entzündungshemmend wirken, verleihen den Früchten ihre unverwechselbaren Farben und Aromen. Dieses Kapitel befasst sich mit vier Arten von Obst und Gemüse, die besondere Vorteile für die seelische Gesundheit und die Gehirnfunktionen haben: dunkles Blattgemüse, Beeren, Tomaten und Pilze. Allein diese kleine Auswahl bringt Ihnen die ernährungsphysiologischen Vorteile grüner, blauer, roter und weißer Lebensmittel (ja, Weiß ist beim Essen auch eine wichtige Farbe!).

ZEITDRUCK

Brenda ist in einer sehr aktiven Familie aufgewachsen, wo man immer von einer Schulveranstaltung zum nächsten Sporttraining und dann noch zur Tanzaufführung hetzte. Infolgedessen bestand der größte Teil ihrer Ernährung aus Imbissen, die aus bunten Packungen, Papiertüten oder Aluschalen kamen.

Dieses betriebsame Leben führte Brenda auch als junge Erwachsene am College fort, wo sie sich von Instantnudeln, starkem Kaffee und Pizza vom Lieferdienst ernährte. Heute leidet Brenda unter dem chronischen Stress ihres Jobs in der Wirtschaft. Der Druck ihrer Lebensweise voller Hast, drängenden Deadlines, halb durchwachten Nächten und der beschriebenen Ernährung hat Brenda in einen psychischen Problembereich mit Ängsten und Depression getrieben.

Brenda fragt ihre Ärztin um Hilfe, und die empfiehlt ihr einen kompetenten Therapeuten. Bei den Therapiesitzungen fühlt sie sich so gut wie seit Langem nicht mehr. Über ihr Krankenversicherungsnetzwerk findet sie auch eine Ernährungsberaterin in der Nähe. Nachdem sie dort ihre anerzogenen Essgewohnheiten besprochen hat, schlägt die Ernährungsberaterin vor, Brenda solle ihre Ernährung zur Chefsache machen und neue Nahrungsmittel ausprobieren. Gemeinsam legen sie strengere Essenszeiten fest und planen einige gesunde, aber relativ schnelle Mahlzeiten: Porridge mit frischen Beeren zum Frühstück, Thunfischsalat zum Mittagessen, Mandeln und Babykarotten für zwischendurch, Vollkornnudeln mit Pilzen und Spargel zum Abendessen.

Dadurch, dass sie mehr Obst und Gemüse in ihr geschäftiges Leben integriert, wird Brenda ihren Stress besser abbauen und ihre allgemeine psychische Gesundheit verbessern können.

Farbigkeit aus wissenschaftlicher Sicht

Forschungen zufolge fördern verschiedene antioxidative pflanzliche Substanzen die kognitive Gesundheit. Von besonderem Interesse sind dabei bestimmte chemische Verbindungen, die sogenannten Polyphenole. Zu ihnen gehören auch die antioxidativen Kraftpakete namens Flavonoide. Zusammen mit den Carotinoiden, die ebenfalls antioxidativ wirken, sorgen sie für die leuchtenden Farben von Obst und Gemüse. Diese Phytonährstoffe (ein Sammelbegriff für alle Polyphenole und sonstigen Antioxidantien) haben sich in der Behandlung von Angstzuständen und Depressionen als wirksam erwiesen.

Flavonoide schützen Gehirnzellen vor Beschädigung durch Toxine und Entzündungen und verbessern die Gedächtnis- und Wahrnehmungsfähigkeit. Flavonoide sind unter anderem in Äpfeln, Bananen, Beeren, Zitrusfrüchten, Hülsenfrüchten, Tee und Wein enthalten.

Carotinoide sind in Nahrungsmitteln wie Paprika, Honigmelonen, Karotten, grünem Blattgemüse, Orangen, Tomaten, Wassermelonen, Wein und Süßkartoffeln enthalten. Forschungen zufolge mindern Carotinoide psychischen Stress sowie Angst- und Depressionssymptome. Polyphenole sind in Nahrungsmitteln wie Kaffee, dunkler Schokolade, Obst und Gemüse, Kräutern und Gewürzen, Pflanzenölen, Tee und Wein enthalten. Polyphenole bekämpfen den oxidativen Stress, verbessern die Plastizität des Gehirns, beeinflussen Verhalten, Denkvermögen und Stimmung und lindern Depressionssymptome.

Wenn Sie Ihr Essen nach den leuchtendsten Farben aussuchen, erhalten Sie Höchstmengen an Antioxidantien, Flavonoiden, Carotinoiden und Polyphenolen:

- Rotes Obst oder Gemüse enthält Phytonährstoffe wie Anthocyanidine und Lycopin und ist herzgesund und krebsvorbeugend. Greifen Sie zu bei Kirschen, Pink Grapefruit, Radieschen, Himbeeren, roten Äpfeln, Tomaten und Wassermelonen.

- Blaue und violette Früchte enthalten an Phytonährstoffen Anthocyanidine, Flavonoide und Resveratrol, die hirnfördernd, herzgesund und krebsvorbeugend sind. Genießen Sie Brombeeren, Blaubeeren, Auberginen (mit Schale), rote Trauben und Pflaumen.

- In grünem Gemüse sind Phytonährstoffe wie Isoflavone, Isothiocyanate (Senföle) und Lutein enthalten, die lebenswichtig für die Herz-Kreislauf-Gesundheit, für Zellen, Hirn und Lunge sind. Holen Sie sich viel dunkles Blattgemüse wie Spinat, Grünkohl und Mangold auf den Teller, außerdem Avocado, Brokkoli, Honigmelone und Kiwi.

- Gelbe und orangefarbene Nahrungsmittel sind voll mit den Phytonährstoffen Alpha- und Beta-Carotin und Lutein, die für die Immunfunktion und das Wachstum unerlässlich sind. Farbenfrohe Nahrungsmittel wie Bananen, Karotten, Zitronen, Papaya, Pfirsiche, Ananas, Kürbisse und Süßkartoffeln sind eine gute Wahl.

- In weißen Zutaten stecken Phytonährstoffe wie Indolen, Glucosinolate (Senfölglycoside) und Allicin, die wichtig für einen gesunden Kreislauf und für die Krebsprävention sind. Weiß sind unter anderem Blumenkohl, Knoblauch, dicke Bohnen(kerne), Birnen, Pilze und Zwiebeln.

Buntes Obst und Gemüse ist auch reich an Vitaminen, die für die psychische Gesundheit entscheidend sind. Vitamin E ist ein wichtiges Antioxidans, das freie Radikale einfangen hilft und dadurch oxidative Schäden im Körper verhindert. B-Vitamine tragen dazu bei, Energie für die Zellregeneration zu produzieren. Vitamin C unterstützt die Wirksamkeit von Vitamin E und spielt eine Schlüsselrolle bei unzähligen biologischen Funktionen.

Dunkles Blattgemüse

Blattgemüse steckt voller Antioxidantien, mit Vitamin C, Carotinoiden und B-Vitaminen, die entscheidend für die Gesundheit des Gehirns und hilfreich bei der Stressbewältigung sind. Sorten gibt es zuhauf: Chicorée, Grünkohl, Rucola, Kresse, Kohl, Lauch, Löwenzahn, Mangold, Microgreens, Pak Choi, Radicchio, Romanasalat, Spinat, Sprossbrokkoli und Sprossen.

Ideale Portionierung

Versuchen Sie mindestens eine Portion täglich zu essen, also zwei Handvoll rohes Blattgemüse oder eine Handvoll gegartes. Das kann eine Salatbeilage sein, gedünsteter Spinat in einem herzhaften Gericht, aber auch gebackene Grünkohlchips. Eine doppelte Portion gekochtes Blattgemüse enthält um die 30 Milligramm Carotinoide, während die durchschnittliche tägliche Nahrungsaufnahme bei spärlichen 1,5 Milligramm liegt. Wie Sie sehen, tragen ein bis zwei Portionen dunkles Blattgemüse erheblich zum Schutz des Gehirns bei und können den Pegel des Stresshormons Cortisol deutlich senken.

Warum Obst und Gemüse Stress reduzieren

Sie haben sich wahrscheinlich auch schon einmal eine Zauberpille gewünscht, die alle Wehwehchen heilt. Unglaublich, aber wahr: Obst und Gemüse sind fast so etwas wie eine Zauberpille, die Stress abbaut.

2017 ergab eine revolutionäre klinische Studie, natürlich doppelblind und placebokontrolliert, dass die Zugabe von Carotinoiden zur Nahrung das Stresshormon Cortisol im Blut deutlich senkte und Stress-, Angst- und Depressionssymptome verringerte. Solange die Versuchspersonen die Carotinoid-Nahrungsergänzung erhielten, blieben diese guten Wirkungen auf die Psyche stabil und nahmen bei einigen noch zu. Anders formuliert: Die in Obst und Gemüse enthaltenen Carotinoide verringern durch ihre chemische Wirkung im Blut Stresssymptome. Das ist erstaunlich und für das Feld der Ernährungspsychiatrie äußerst vielversprechend.

Konkret funktioniert das folgendermaßen. Cortisol ist das primäre Stresshormon im Körper. Der Körper setzt immer dann Cortisol frei, wenn er psychischen oder physischen Stress wahrnimmt. Sobald der erste Adrenalinschub nachlässt, wird Cortisol durch den Körper gespült und hält ihn in Alarmbereitschaft, indem es für die Bereitstellung von Blutzucker sorgt, sodass genügend Energie für die Bewältigung der (vermeintlichen) Notlage bereitsteht. Da der Körper nicht unterscheiden kann, ob er einen wilden Bären oder einen Abgabetermin im Nacken hat, leiden viele Menschen an einem chronisch erhöhten Cortisolspiegel, der gesundes Gehirngewebe zerstören kann. Ein hoher Cortisolspiegel kann auch Wahrnehmung, Stimmung und Schlaf beeinträchtigen.

Der Verzehr von carotinoidreichen Nahrungsmitteln senkt den Cortisolspiegel im Blut und reduziert nebenbei noch den oxidativen Stress und die durch Stress verursachten Entzündungen. Da der durchschnittliche Verzehr dieser Nährstoffe allgemein eher bescheiden ist, reicht schon die Zugabe von zwei Handvoll carotinoidreichem Obst oder Gemüse zusätzlich zur täglichen Kost, um beim Stressabbau wahre Wunder zu bewirken. Greifen Sie darum zu, wenn es dunkles Blattgemüse, Paprika, Tomaten, Melonen, Kürbis, farbenfrohes Obst und Süßkartoffeln gibt.

Hilfreicher Tipp

Jeden Tag Blattsalat könnte langweilig werden. Ihre Dosis Blattgemüse können Sie auch in Pfannengerichte, Aufläufe, Suppen und Wraps einschleusen. Mixen oder pürieren Sie es zu Soßen und Smoothies. Der Körper nimmt Carotinoide besser auf, wenn sie mit einem gesunden Fett aufgenommen werden. Träufeln Sie also etwas Olivenöl über das Gemüse oder fügen Sie Ihrem grünen Smoothie ein paar Hanfsamen hinzu.

Beeren

Beeren sind eine fantastische Quelle für Phytonährstoffe und fördern erwiesenermaßen die Gehirngesundheit. Die in Beeren enthaltenen antioxidativen und entzündungshemmenden Stoffe wirken sich bei Krebs, Herzerkrankung und Typ-2-Diabetes positiv aus und verzögern den Ausbruch und das Fortschreiten von Alzheimer. Es wird noch erforscht, ob Beeren die Stimmung verbessern, Botenstoffe beeinflussen und Depressionen vorbeugen und lindern können. Beeren sind ein wirksames Mittel gegen chronische Entzündungen und oxidativen Stress. Alle Beeren, die Sie finden können, sind gut für Sie, aber frische Beeren scheinen einen höheren Gehalt an Antioxidantien zu enthalten als tiefgefrorene. Zu den für die Hirngesundheit förderlichen Beeren gehören unter anderem Açaíbeeren, Blaubeeren, Boysenbeeren, Brombeeren, Erdbeeren, Goji-Beeren, Himbeeren, Holunderbeeren, Johannisbeeren, Maulbeeren, Preiselbeeren und Stachelbeeren.

Ideale Portionierung

Die gute Wirkung von Beeren kann man ganz leicht herbeiführen, denn bereits zwei Handvoll Beeren pro Woche fördern die Gesundheit des Gehirns. Noch besser ist eine Handvoll am Tag, denn das schraubt die Aufnahme von Antioxidantien richtig hoch. Eine Portion Beeren entspricht beispielsweise einer Handvoll ganzer Beeren (frisch oder TK) oder einem kleinen Glas Beerensmoothie.

Wie Antioxidantien das Hirn gesund halten

Antioxidantien, die zum Beispiel in Beeren und buntem Gemüse enthalten sind, haben eine äußerst vorteilhafte Wirkung auf die Hirngesundheit und auf die Abwehr von freien Radikalen. Freie Radikale sind bei ganz normalen Körperprozessen am Werk. Von freien Radikalen haben Sie vielleicht schon im Zusammenhang mit Diäten gehört, vielleicht aber auch in Werbespots für Kosmetik und Hautpflege. Mithilfe von teuren Cremes sollen Zeichen der Hautalterung und feinste Fältchen bekämpft werden, die durch freie Radikale entstanden sind.

Manche freien Radikale entstehen zwangsläufig bei der Bekämpfung von Krankheitserregern durch normale biochemische Prozesse in den Zellen, an denen Sauerstoff und Stickstoff beteiligt sind. Andere bilden sich durch gesundheitsschädliche externe Ursachen wie Rauchen, Alkoholkonsum, Luftverschmutzung, Pestizide, bestimmte Medikamente und Strahlung. Ein Ungleichgewicht zwischen freien Radikalen und Antioxidantien im Körper wird dann zum Problem. Ein gehäuftes Vorkommen von freien Radikalen wird als oxidativer Stress bezeichnet. Die Folge sind Zellschäden und Entzündungen, die sich unmittelbar auf das Denkvermögen und die psychische Gesundheit auswirken.

Antioxidantien bekämpfen die freien Radikale im Körper und beugen einer gefährlichen Häufung vor. Behalten Sie also im Hinterkopf, dass Antioxidantien die Stressbelastung im Körper und letztendlich auch in der Seele lindern.

Hilfreicher Tipp

Beeren sind in der Küche wirklich vielseitig einsetzbar. Sie schmecken roh, püriert, gekocht, aus der Dose und aus dem Glas. Eine Handvoll Beeren eignet sich bestens als Proviant für unterwegs oder als Topping auf Müsli, Porridge, Pfannkuchen oder Joghurt. Beeren schmecken auch hervorragend im sommerlichen Salat oder zu Kompott gedünstet als Dessert.

Tomaten

Tomaten sind echte Carotinoid-Helden und enthalten die gehirnschützenden Antioxidantien Lycopin und Betacarotin in hoher Konzentration. Eine bahnbrechende Studie hat ergeben, dass der regelmäßige Verzehr von Tomaten das Auftreten von Depressionen um 50 Prozent reduzieren kann. Genau, Tomaten halbieren das Depressionsrisiko. Nachfolgende Forschungen müssen noch die genaue physiologische Wirkweise aufdecken, die Tomaten mit der Prävention von Depressionen verknüpft, aber die aktuellen Forschungsergebnisse sind sehr ermutigend. Bei mit Lycopin behandelten Ratten zeigte sich eine ähnliche Besserung wie bei der Einnahme von Antidepressiva. Studien zur Lycopin-Supplementierung beim Menschen werden hoffentlich ebenfalls positive Wirkungen auf Depression, Ängste und Stress zeigen. Weitere lycopinreiche Nahrungsmittel sind Pink Grapefruit, Guave, Papaya, Hagebutten und Wassermelone.

Ideale Portionierung

Essen Sie möglichst täglich Tomaten. Vollkommen ausreichend ist bereits eine mittelgroße Tomate oder sechs Kirschtomaten. Wie bei allen bunten Obst- und Gemüsesorten gilt, dass Sie gern mehr als die empfohlene Mindestmenge verzehren dürfen.

Die Liste der möglichen Tomatenzubereitungen ist lang. Man kann Tomaten roh, mit Hüttenkäse, in Tacos, auf Pizzen und in Salaten oder als Stargast im Caprese-Salat mit Mozzarella, Basilikum und Balsamico genießen. Tomaten sind auch gegart köstlich: als Schmorgericht, in Omelettes, Aufläufen, Suppen und Eintöpfen, vom Grill und natürlich als herzhafte Tomatensoße.

Hilfreicher Tipp

Da Lycopin ein fettlöslicher Nährstoff ist, muss es sich mit einem Fettmolekül verbinden, damit der Körper es verwerten kann. Um alle Vorteile der Tomate zu nutzen, kombinieren Sie sie am besten mit einem gesunden Fett wie Olivenöl. Lycopin ist im Körper noch besser verwertbar, wenn die Tomaten gegart und nicht roh gegessen werden. Rohe Tomaten sind mit Sicherheit auch hirngesund, aber auf dem Speiseplan sollten unbedingt vermehrt gegarte Tomaten stehen.

Pilze

Pilze enthalten anders als die meisten ihrer antioxidantienreichen Freunde keine Polyphenole. Sie enthalten jedoch hohe Mengen an Glucosinolaten, die Nervenzellen und -fasern schützen und nachweislich Entzündungen und oxidativen Stress mindern.

Dieser in Pilzen reichlich vorhandene Phytonährstoff findet sich auch zuhauf in Kreuzblütlern (Kohlgemüse) wie Blumenkohl, Brokkoli, Brunnenkresse, Grünkohl, Meerrettich, Pak Choi, Rettich, Rosenkohl, Steckrüben, Rucola, Wasabi und Weißkohl.

Glucosinolate können auch bei Depressionen positiv wirken. Sie werden durch enzymatische Verdauung in Sulforaphan umgewandelt. Bei Mäusen, denen Sulforaphan injiziert wird, gehen laut einer Studie depressive Symptome und Stresshormone so deutlich zurück wie bei der Einnahme von Antidepressiva. Ähnliche, aber noch nicht belegte Ergebnisse wurden auch beim Menschen beobachtet.

Ideale Portionierung

Damit Sie alle Vorteile für Hirn und Psyche nutzen, sollten Sie eine Portion Champignons pro Tag zu sich nehmen. Eine Portion entspricht zwei Handvoll Champignons oder einer halben Handvoll Austernpilze, Shiitake oder Klapperschwamm (Maitake). Da Letztere mehr Phytonährstoffe enthalten, muss man davon nicht so viel essen, um von der vollen Wirkung zu profitieren.

Hilfreiche Tipps

Pilze können auf unterschiedliche Weise zubereitet werden, hier einige Beispiele:

- Zerkleinert zu Reis, Hackfleisch, Suppen, Eintöpfen und Soßen hinzufügen.
- Gegrillt oder roh zu Nudeln, Pizza und Salaten hinzufügen.
- Große Pilze (zum Beispiel Parasol) als Fleischersatz im Burger oder als Steak essen.
- Dämpfen, schmoren, grillen oder kurz in Olivenöl braten.
- Falls Sie kein Pilzfan sind: durch Kreuzblütler (Brokkoli, Blumenkohl, Rosenkohl, Kohl) ersetzen.

Neuere Forschungen

Viele Menschen ziehen einer pharmakologischen Behandlung ihrer Beschwerden eine naturheilkundliche Therapie vor. Ähnlich wie Cannabis zur Behandlung von allerlei Symptomen eingesetzt wird, werden auch psychedelische Pilze als mögliche Heilmittel für psychische Erkrankungen untersucht.

Psilocybin ist eine in der Natur vorkommende Verbindung, die in über 200 Pilzarten enthalten ist und psychedelische Eigenschaften hat. Forscher untersuchen die psilocybinhaltigen Sorten, die auch treffend magic mushrooms (Zauberpilze) genannt werden, auf ihre Eignung für die Psychotherapie mit Halluzinogenen. Bisher sind die Ergebnisse äußerst positiv, denn es wurde festgestellt, dass eine Behandlung mit Psilocybin bei psychischen Erkrankungen in kurzer Zeit hilft, während Gesprächstherapie und Medikamente oft jahrelang angewandt werden. Psilocybin hat sich bei der Linderung von Angstzuständen, Depressionen und PTBS (Posttraumatische Belastungsstörung) als wirksam erwiesen. Die US-amerikanische Johns-Hopkins-Universität ist federführend bei der Erforschung der Frage, wie Pilze gegen die Epidemie an psychischen Erkrankungen eingesetzt werden könnten. Ergebnissen aus dem Jahr 2022 zufolge haben die meisten Menschen, die an einer Psilocybin-Therapie teilnahmen, eine Linderung ihrer Depression über mehr als ein Jahr erfahren.

Beachten Sie, dass Psilocybin zum jetzigen Zeitpunkt in den Vereinigten Staaten nur in der medizinischen Forschung verwendet werden darf. In Deutschland ist das Halluzinogen weder verkehrs- noch verschreibungsfähig, in Deutschland und der Schweiz wird allerdings auch dazu geforscht.

IN ALLER KÜRZE

Entzündungen, das Agieren freier Radikale und oxidative Prozesse sind allesamt natürliche biologische Prozesse, die wichtige Zwecke erfüllen. Erst wenn die Reaktionen durch einen Mangel an entzündungshemmenden und antioxidativen Nährstoffen überschießen, treten Probleme auf. Es gibt eine riesige Vielfalt an Obst und Gemüse, und viele Inhaltsstoffe sind hirngesund. Außerdem sind Obst und Gemüse das ganze Jahr über erhältlich (frisch, tiefgekühlt oder als Konserve) und relativ günstig. Man muss sich keine Sorgen machen, zu viel davon zu essen. Ein Speiseplan voller Obst und Gemüse ist mit an Sicherheit grenzender Wahrscheinlichkeit gesünder für das Gehirn und den Rest des Körpers als eine Ernährungsweise mit wenig Obst und Gemüse.

- Essen Sie jeden Tag dunkles Blattgemüse, entweder zwei Handvoll roh oder eine Tasse gegart. Denn das Grünzeug ist ein antioxidatives Kraftpaket voller Vitamin C, Carotinoide und B-Vitamine.

- Beeren stecken voller Flavonoide und Anthocyane und liefern lebenswichtige Antioxidantien, die entzündungshemmend und stressbekämpfend auf die Gesundheit des Gehirns wirken. Eine Handvoll, verteilt auf die Woche, reicht schon – aber je mehr, desto leckerer.

- Tomaten sind lycopinreiche Depressionsbekämpfer, die man Tag für Tag genießen kann. Rohe Tomaten sind gut, gekochte sind noch besser, besonders wenn man noch etwas gesundes Fett zugibt.

- Pilze sind mit ihren antioxidativen Helferchen, den Glucosinolaten und dem Sulforaphan, extrem neuroprotektiv und reduzieren nachweislich Biomarker, die mit Depressionen in Verbindung stehen.

6. KAPITEL

Probiotika und Fermentiertes

Entscheidend für die Darm-Hirn-Achse ist auch die Art und Weise, wie Nahrungsmittel verdaut werden. Der Verdauungsprozess besteht im Wesentlichen darin, dass die Nahrung im Mund zerkleinert und teilweise durch Speichel verdaut, dann geschluckt und durch die Speiseröhre in den Magen befördert wird, wo die Magensäure die Nahrung weiter zersetzt und verdaut. Anschließend wird sie durch den Darm bewegt. Der Großteil der Nährstoffaufnahme bzw. -entnahme findet im Darm statt. Aber bei diesem Verdauungs- und Aufnahmeprozess kommen zahlreiche andere biologische Prozesse, Biochemikalien, Hormone und Bakterien ins Spiel, die beeinflussen, wie die Nahrung auf das Gehirn wirkt.

Zwei Faktoren, die ins Spiel kommen können, um die optimale Verdauung zu unterstützen, sind Probiotika und fermentierte Lebensmittel. Probiotika sind lebendige, gesundheitsförderliche Bakterien, die eine aktive Darmflora fördern, das sogenannte Mikrobiom. Sie helfen bei der Verdauung der Nahrung und bei der Abwehr von Infektionen und Krankheiten, indem sie das Immunsystem unterstützen. Sie fördern die Aktivität der Darm-Hirn-Achse und verringern das Risiko von Depressionen und anderen Erkrankungen.

In ähnlicher Weise sind fermentierte Nahrungsmittel das Ergebnis der Aktivität von Bakterien oder Hefepilzen, die Lebensmitteln zugesetzt werden, um das mikrobielle Wachstum anzuregen und die chemische Zusammensetzung so zu verändern, dass sie für uns gesundheitliche Vorteile bringen. Die aktiven Bakterien und Hefen in fermentierter Nahrung begünstigen zudem eine gesunde Darmflora und nützen dadurch wiederum der psychischen Gesundheit.

TINAS MIKROBIOM

Seit sie denken kann, leidet Tina unter dem Reizdarmsyndrom. Schon als Kind und ebenso als Erwachsene erträgt sie häufige Anfälle von Bauchschmerzen und Durchfall. Wegen des extremen Unbehagens und der peinlichen Situationen achtet Tina extrem auf ihre Ernährung. Aus Angst, dass irgendein Nahrungsmittel die befürchteten Symptome auslösen könnte, hat sie sich auf wenige Speisen fokussiert, die sie für sicher hält. Diese eingeschränkte Ernährungsweise engt ihre Nährstoffaufnahme stark ein. Das wirkt sich in einer Weise auf ihre Darmflora aus, die bei ihrer Erkrankung gar nicht hilfreich ist. Die Ängste und der Stress rund ums Essen (und der mögliche anschließende Durchfall) wirken auch deprimierend auf Tina, weil sie sich nicht in der Lage fühlt, mit Freunden auszugehen, an Treffen teilzunehmen oder mit anderen etwas zu essen.

Ihre Symptome erschienen ihr immer willkürlich, unergründlich und unkontrollierbar – zumindest bis sie sich entschloss, eine Ernährungsberaterin aufzusuchen. Gemeinsam konnten

Tina und ihre Ernährungsberaterin mehrere auslösende Nahrungsmittel bestimmen und außerdem klären, wie sich Stress und körperliche Aktivität auf ihr Magen-Darm-System auswirken. Sie stellten fest, dass bei Tina viel abgepackte Fertignahrung auf dem Speiseplan steht, hauptsächlich zuckerhaltiges Gebäck. Die stark verarbeiteten Lebensmittel mit hohem Zuckeranteil haben Tinas Mikrobiom geschädigt, indem sie die guten Bakterien im Darm zerstört und die schlechten Bakterien gemästet haben.

Zum Aufbau einer gesunden Darmflora und zur Stärkung des Verdauungssystems empfiehlt die Ernährungsberaterin Tina, vermehrt Nahrungsmittel zu essen, die reich an Probiotika sind, und zusätzlich an ihrer Beziehung zu ihrem Körper und ihrer Ernährung zu arbeiten. Sie besprechen ausführlich, wie Probiotika den Darm heilen und stärken, und wie sie auch der Darm-Hirn-Achse zugutekommen und somit die Ängste und Depressionen bewältigen helfen.

Die Darmflora, wissenschaftlich gesehen

Mit Bakterien verbindet man im Allgemeinen etwas Negatives. Bei Bakterien denken Sie an Keime, Infektionen und Nahrungsmittelvergiftung, stimmt's? Aber während bestimmte Bakterien dem Körper schaden, sind andere lebenswichtig. Diese guten Mikroorganismen nützen dem Magen-Darm-System, indem sie eine gesunde Darmflora schaffen und die Verdauung aufrechterhalten. Das Darmmikrobiom ist sehr wichtig für die Immunabwehr, aber auch für die Kommunikation zwischen Darm und Gehirn.

Das Mikrobiom kommuniziert mit Darm- und Nervenzellen, um den Körper gegen schädliche Mikroorganismen zu verteidigen und dafür zu sorgen, dass essenzielle Gehirnnährstoffe wie Proteine, Vitamine und Fette optimal genutzt werden. Über den Vagus kommuniziert die Darmflora mit dem Gehirn, was für Menschen mit Angstzuständen und Depressionen große Vorteile haben kann, denn ein gesundes Darmmikrobiom ermöglicht es dem Vagus, effektiv auf Entzündungen zu reagieren, die mit Depressionen in Wechselwirkung stehen. Entzündungen können Depressionen verursachen, die wiederum Entzündungen verstärken können, und so weiter und so fort. Eine gesunde Darmflora signalisiert dem Gehirn und dem Darm auch, dass mehr vom Glückshormon Serotonin produziert werden soll, das zu 90 Prozent im Darm entsteht.

Man hört viel von Biotika. Biotika sind Kleinstlebewesen, die in einem Organismus wichtige Aufgaben erfüllen. Man unterscheidet drei Kategorien des Stoffkreislaufs: Produzenten, Konsumenten und Destruenten (»Zersetzer«). Präbiotika produzieren Stoffe, die von Probiotika konsumiert und schließlich zu Postbiotika zersetzt werden. Präbiotika sind wichtig, damit die Probiotika den nötigen Brennstoff für die Verdauung der Nahrung und eine ausreichende Nährstoffaufnahme haben. Die Fermentation ist ein postbiotischer Prozess, bei dem einem Nahrungsmittel Bakterien oder Hefen zugesetzt werden, die die Kohlenhydrate in einer thermischen Reaktion konsumieren, sodass das Nahrungsmittel chemisch verändert wird. Ähnliches passiert etwa bei der Hefe, die Brot aufgehen lässt, bei der Umwandlung von Milch in Buttermilch oder Kefir oder bei der Verarbeitung von Kohl zu Sauerkraut oder Gemüse zu Kimchi: Die Bakterien konsumieren Stoffe und produzieren postbiotische Materie. Studien zufolge geht der Verzehr von Fermentiertem mit einer Linderung der Symptome von Angstzuständen und Depressionen einher.

Äußerst vielversprechende Untersuchungen haben ergeben, dass Probiotika und fermentierte Nahrung als Bestandteil oder Ergänzung des Speiseplans die psychische und neurologische Gesundheit verbessern können und sich bei seelischen Erkrankungen als primäre oder ergänzende Behandlung eignet. Studien auf dem Gebiet der Psychobiotik haben ergeben, dass bestimmte Bakterienstämme wie Lactobacillus zum Stressabbau beitragen und die Symptome von Angstzuständen und Depressionen mindern können. Es hat sich sogar in der Praxis erwiesen, dass Probiotika die kognitiven Funktionen von Alzheimer-Patienten verbessern. Probiotika stehen nachweislich mit Denkvermögen, Verhalten, Stimmung, Stoffwechsel, Hormonen, Immunreaktion, Entzündlichkeit und neurologischen Prozessen in Verbindung.

Joghurt und Kefir

Joghurt ist mit lebenden Bakterien(kulturen) vergorene Milch. Die Bakterien vergären die Laktose (den Milchzucker) zu Milchsäure. Die Säure lässt die Milch gerinnen und eindicken, sodass die cremige Joghurttextur entsteht. Kefir ist ein weiteres vergorenes Milchprodukt, das aber länger fermentiert wird als Joghurt. Wie bei Joghurt ist Milch das Ausgangsmaterial, aber statt Joghurtkulturen werden hier Kefirknollen zugefügt. Die Hefepilze und Bakterien in den Kefirknollen fermentieren die Milch, indem sie die Laktose in Milchsäure umwandeln, die Milch säuern und einen würzigen Geschmack erzeugen, der an Joghurt erinnert. Kefir ist dünnflüssiger als Joghurt, aber dicker als Milch. Dank des gründlichen Abbaus der Laktose ist Kefir eine gute Milchalternative für Menschen mit Laktoseintoleranz, die die Vorteile von Probiotika nutzen möchten. Kefir enthält immer noch etwas Laktose, aber in viel geringerem Maße als Milch und in teilweise zersetztem Zustand. Aufgrund der Gärung enthält Kefir auch geringe Mengen an Alkohol. Mit seinem hohen Bakteriengehalt ist Kefir außerdem ein ausgezeichneter Sauerteigstarter.

Der probiotische Gehalt von Joghurt und Kefir – vor allem Lactobacillus – fördert eine gesunde Darmflora, die der Psyche auf vielfältige Weise zugutekommt. Er schützt den Vagus, begünstigt die Serotoninproduktion, baut Stress ab und lindert Depressionen und Angstsymptome. Die physischen Veränderungen im Gehirn von Menschen, die regelmäßig Joghurt und fermentierte Nahrungsmittel essen, lassen sich sogar anhand von Gehirnscans belegen. Wenn der Lactobacillus-Spiegel ansteigt, wird weniger Kynurenin gemessen (eine Aminosäure, die depressive Symptome verursachen kann).

Ideale Portionierung

Zwei bis drei 150-Gramm-Portionen Joghurt oder Kefir pro Woche liefern eine ausreichende Menge an Probiotika für die Gesundheit des Gehirns. Die empfohlene Obergrenze liegt bei ein bis zwei Portionen pro Tag.

Joghurt ist eine wunderbare Basis für Müslis, Smoothies und Milchshakes. Er kann oft als Ersatz für fettige Milchprodukte wie Sahne und Sauerrahm dienen und bringt dann als Bonus noch mehr Protein und Probiotika mit. Ähnlich wie Joghurt kann Kefir anstelle von Milch verwendet werden. Man kann ihn pur oder in Smoothies und Milchshakes trinken, in Suppen anstelle von Sahne verwenden und sogar zu Kefir-Eiscreme verarbeiten.

Hilfreicher Tipp

Viele Joghurts werden so verarbeitet, dass sie ihre Lebendkulturen verlieren. Achten Sie also darauf, Joghurt mit Lebendkulturen zu kaufen, denn das sind die Probiotika. Joghurt mit Lebendkulturen ist zur leichteren Auswahl deutlich gekennzeichnet. Greifen Sie am besten zu Naturjoghurt. Joghurt enthält immer natürlich vorkommenden Zucker, und zwar die von Natur aus in der Kuhmilch enthaltene Laktose (Milchzucker). Ihr Ziel ist es immer, den Zuckerkonsum zu minimieren.

Warum Ihr Darm Bakterien braucht

Bakterien sind sowohl für eine gesunde Darmfunktion als auch für die psychische Gesundheit unerlässlich. Es gibt im Darm um ein Vielfaches mehr Bakterien als Zellen im gesamten Körper. In Ihrem Darm leben Tausende von Bakterienarten, die schon ihren Dienst taten, als Sie noch im Mutterleib waren. Bakterien aus dem Darm der Mutter sind die Grundlage für das Mikrobiom eines Neugeborenen. Diese Bakterien schützen es vor Krankheiten und tragen von Geburt an dazu bei, sein Immunsystem aufzubauen. Die Gesamtheit all dieser Bakterien bezeichnet man als Mikrobiom oder Darmflora.

Das Mikrobiom eines Menschen ist so einzigartig wie sein Fingerabdruck, es enthält unterschiedliche Mengen und Arten von Darmbakterien. Die Zusammensetzung und Ausgewogenheit dieser Bakterienstämme können je nach Zeitpunkt vollkommen anders sein.

Gesunde Darmbakterien lassen sich in fünf Kategorien einteilen:

Aktinobakterien: Das Allgemeinbefinden steht in direktem Zusammenhang zur Menge an Aktinobakterien im Darm – je mehr, desto besser und gesünder. Sie schützen vor Krankheitserregern und erhalten so das Gleichgewicht im Darm aufrecht.

Bacteroidetes: Unausgewogenheiten bei diesem Bakterienstamm können zur Ausbildung neurologischer Störungen führen.

Bacillota (Firmicutes): Dieser Bakterienstamm hilft dem Körper, Nahrung in Energie umzuwandeln und Fett für die zukünftige Energienutzung zu speichern. Zu viele Bacillota können zu einer Gewichtszunahme führen, da der Körper dann zu effizient Fett einlagert. Studien haben jedoch ergeben, dass depressive Menschen oft zu wenig von diesen Bakterien haben.

Proteobakterien: Proteobakterien sind für die Ansiedlung guter Bakterien in einem gesunden Darm von entscheidender Bedeutung. Allerdings weisen hohe Konzentrationen an Proteobakterien in der Regel auf eine Nahrungsmittelvergiftung hin, beispielsweise durch Kolibakterien.

Verrukomikrobien: Dieser Bakterienstamm steht mit der Gesundheit des Darms sowie mit der Regulierung der Glukose im Körper in Verbindung.

Auf die richtige Zusammensetzung kommt es an. Sind von wichtigen Bakterienstämmen zu viel oder zu wenig vorhanden, entstehen diverse Probleme im Körper. Bestimmte Bakterien werden benötigt, um im Verdauungsvorgang Nährstoffe abzubauen, den Darm mit Energie zu versorgen, Giftstoffe und Krankheitserreger zu zerstören sowie Vitamine herzustellen. Im Hinblick auf die Hirngesundheit helfen Darmbakterien bei der Produktion von Neurochemikalien wie Serotonin, weshalb ein ungesundes oder unausgewogenes Mikrobiom mit Depressionen und Angstzuständen einhergeht. Zu den Nahrungsmitteln, die gesunden Bakterien als Nahrung dienen, zählen Bananen, Hülsenfrüchte, Nüsse, Hafer und Kartoffeln.

Miso

Miso ist eine fermentierte Sojabohnenpaste, die auch Reis, Seetang oder Koji (ein japanisches Getreide) enthalten kann. Durch die Fermentation wird die Sojabohne in ihre Aminosäuren (Eiweiß), Fettsäuren (Fett) und Zucker (Kohlenhydrate) zerlegt. Miso ist bekannt für die Geschmacksrichtung umami, den fünften Grundgeschmack neben süß, sauer, salzig und bitter. Als umami bezeichnet man einen würzigen, herzhaften, deftigen Geschmack. Die Bohnenpaste birgt Millionen gesunder Bakterien, die günstig für die Gesundheit von Darm und Psyche sind. Miso ist ferner reich an anderen gehirngesunden Nährstoffen wie B-Vitaminen, Cholin, Zink und Omega-3-Fettsäuren. Man hat festgestellt, dass Miso den Wasserhaushalt des Körpers reguliert und zur Nervenfunktion, zum Abbau von Stoffwechselendprodukten und zur Geweberegeneration beiträgt. Aktuelle Studien zu Probiotika in Miso lassen hoffen, dass Miso die Stimmung verbessern und Angstzustände und Depressionen reduzieren könnte.

Ideale Portionierung

Es ist unbedenklich und ratsam, täglich eine Portion von einem Esslöffel Miso zu sich zu nehmen. Diese Menge bietet reichlich gesundheitliche Vorteile. Allerdings ist auch zu viel des Guten möglich: Japanischen Studien zufolge haben Menschen, die drei oder mehr Portionen Miso am Tag verzehren, ein höheres Risiko, an Magenkrebs zu erkranken. Die beliebteste Art, Miso zu essen, ist Misosuppe, aber man kann die Paste auch in Gemüsegerichte und Dressings rühren oder als Marinade verwenden.

Hilfreicher Tipp

Beim Einkauf von Miso stehen verschiedene Sorten zur Wahl. Je dunkler die Farbe, desto länger war die Fermentation. Weißes Miso wurde nur kurze Zeit fermentiert und hat einen süßlichen Geschmack. Es eignet sich aufgrund seiner Milde sehr gut zum ersten Verkosten. Helles Miso wird etwas länger fermentiert und ist beim Kochen am vielseitigsten. Dunkles Miso wird über drei Jahre fermentiert, wodurch ein sehr starker Geschmack und der höchste Gehalt an Probiotika entsteht. Wichtig ist, dass Sie Miso nicht kochen oder sehr stark erhitzen, da die Hitze die nützlichen Bakterien und Probiotika abtötet. Fügen Sie das Miso stattdessen am Ende des Kochvorgangs hinzu, wenn die Suppe oder das Essen nicht mehr köchelt. Das gilt übrigens auch beim Kochen mit Joghurt oder Kefir.

Algen

Vielleicht kennen Sie Algen, wenn sie beim Schwimmen im See an den Beinen kitzeln, als Stolperfalle am Strand oder als Kulisse atemberaubender Unterwasserfotos. Überraschenderweise sind viele Algen nicht nur essbar, sondern sogar äußerst vorteilhaft für die Hirngesundheit. Der Begriff »Algen« ist weit gefasst und umfasst zahlreiche Arten von Seetang und Wasserpflanzen. Algen sind ein Präbiotikum, liefern also die erforderliche Nahrung für die Probiotika, die den Darm gesund und funktionsfähig machen. Sie sind auch reich an Omega-3-Fettsäuren und Antioxidantien wie Magnesium, Zink, Vitamin C, B-Vitaminen und Carotinoiden. Die in Algen enthaltenen Antioxidantien bekämpfen Entzündungen im Gehirn, sogar chronische. Insgesamt fördern die in Algen enthaltenen Nährstoffe das Denkvermögen und die geistige Leistungsfähigkeit, halten das Nervensystem gesund und die Stimmung ausgewogen.

Ideale Portionierung

Gesundheitsförderlich sind fünf Gramm Algen pro Tag, was fünf Nori (Rotalgenblättern) oder fünf Esslöffeln frischen Algen entspricht. Da Algen sehr jodhaltig sind, besonders Braunalgen (zum Beispiel Kombu und Wakame), gibt es Obergrenzen dafür, wie viel man davon essen sollte. Ein paar Portionen in der Woche dürften genug antidepressive Kräfte für Ihr Gehirn liefern. Getrocknete Noriblätter werden zum Einwickeln von Sushi verwendet. Wenn Sie schon einmal Algen gegessen haben, dann wahrscheinlich als Nori. Man kann auch getrocknete Algenblätter zum Knabbern kaufen, sie zu einem Würzpulver zerbröseln oder sie zum Kochen wieder einweichen.

Mit Algen gegen Depression

In einer Langzeitstudie haben Wissenschaftler Menschen über drei Jahre lang beobachtet, um zu sehen, wie sich deren seelische Gesundheit durch den Verzehr von Meeresalgen verändert. Bei geringem Algenverzehr zu Studienbeginn zeigte sich kein signifikanter Rückgang der depressiven Symptome. Die Teilnehmer mit einem höheren Algenkonsum hatten jedoch signifikant weniger Depressionen. Besonders vielversprechend an diesen Ergebnissen ist, dass sie universell gelten, also unabhängig von Alter, Geschlecht, Gewicht, sonstiger Ernährungsweise und sportlicher Aktivität.

Die gesunden Nährstoffe in Algen stärken und fördern die Darm-Hirn-Achse. Mit ihrem hohen Gehalt an Omega-3-Fettsäuren, B-Vitaminen und Carotinoiden enthalten Meeresalgen unglaublich viele entzündungshemmende Substanzen. Chronische Entzündungen im Gehirn, die durch oxidativen Stress und einen Mangel an Antioxidantien verursacht werden, gehen mit einer stärkeren Ausprägung von Depressionen einher. Nahrung, die starke Antioxidantien enthält, hilft daher, Entzündungen im Gehirn zu verringern und gar zu verhindern, wodurch Depressionen reduziert werden. Algen sind ein großartiges Nahrungsmittel, um sich mit diesen wichtigen Antioxidantien zu versorgen, denn man braucht dafür nur eine kleine Portion. Da Algen kulinarisch vielseitig einsetzbar sind, wird es Ihnen sicherlich gelingen, sie auf die eine oder andere Weise in Ihre Ernährung zu integrieren.

Hilfreicher Tipp

Meeresalgen sorgen aufgrund ihres hohen Glutamatgehalts für den herzhaften Umami-Geschmack, der viele Fischgerichte und ostasiatische Speisen auszeichnet. Algen passen gut zu Suppen und Eintöpfen. Bereiten Sie doch einmal eine Gemüsebrühe aus Seetang zu. Kombiniert man Algen mit Hülsenfrüchten, werden Nährstoffe aus beiden besser bioverfügbar, können also effektiver und effizienter vom Körper verarbeitet werden. Algen machen sich auch gut im Smoothie. Für diesen Zweck ist Spirulina eine gute Wahl. Diese Mikroalge liefert Nährstoffe und sorgt für eine leuchtend grüne oder blaue Farbe.

Kimchi und Sauerkraut

Kimchi und Sauerkraut sind zwei der bekanntesten und am häufigsten gegessenen fermentierten Lebensmittel. Beide helfen aufgrund ihres Gehalts an Antioxidantien und Probiotika gegen Entzündungen und oxidativen Stress und verbessern über die Verbindung zwischen Darm und Gehirn auch die psychische Gesundheit. Kimchi ist eine traditionelle koreanische Zubereitung aus fermentiertem Gemüse, meist Chinakohl oder Rettich. Je nach Würzung kann Kimchi süß, sauer, scharf oder eine Mischung aus allem sein.

Sauerkraut klingt zwar urdeutsch und wird auch von den Iren als ihr Kulturerbe gesehen, stammt aber tatsächlich aus China, wo vor über zweitausend Jahren zum ersten Mal zerkleinerter Kohl in Reiswein fermentiert wurde. Da zu jener Zeit oft Nahrungsknappheit drohte, war es wichtig, Lebensmittel haltbar zu machen, damit sie in Zeiten der Not verfügbar waren. Sauerkraut ist reich an antioxidativem Vitamin C (aus dem Kohl) sowie Probiotika aus dem Fermentationsprozess. Weltweit gibt es ganz unterschiedliche Rezepte und Methoden zur Fermentation von Weißkohl. Achtung, Sauerkraut im Beutel oder in der Dose ist pasteurisiert, wurde also erhitzt. Dabei wird ein Großteil der Probiotika zerstört. Bevorzugen Sie frisches Sauerkraut vom Metzger oder aus dem Bioladen.

Ideale Portionierung

Es ist unbedenklich, 100 Gramm fermentierte Nahrungsmittel pro Tag zu sich zu nehmen. Die Portion kann aus einer kleinen Schüssel Kimchi bestehen oder aus einer Kombination der in diesem Kapitel vorgestellten Nahrungsmittel. Tatsächlich ist schon ein Esslöffel Sauerkraut pro Tag perfekt für die Gesundheit von Darm und Gehirn. Aber auch größere Tagesmengen sind durchaus gesund (führen aber möglicherweise zu Blähungen). Die psychische und neurologische Gesundheit wird unterstützt, weil der Darm ein Maximum an Nährstoffen wie Zink und Magnesium aufnehmen kann, die für die Stimmungsregulation von entscheidender Bedeutung sind.

Hilfreicher Tipp

Kimchi wird sowohl als Zutat als auch als Beilage verwendet. Es schmeckt köstlich in Suppen oder Pfannengerichten, auf Nudelgerichten oder Sandwiches. Kimchi ist sehr lange haltbar, und je länger es im Kühlschrank bleibt, desto intensiver wird der Geschmack, was manche mögen, andere nicht.

Sauerkraut wird meist als Beilage, aber oft auch als Rohkost serviert, denn beim Erhitzen von Sauerkraut werden seine nutzbringenden Probiotika zerstört. Man hat dann immer noch die antioxidative Wirkung des Vitamin C, aber die Probiotika büßt man beim Kochen ein.

IN ALLER KÜRZE

Probiotika spielen eine entscheidende Rolle bei der Darmgesundheit und damit auch bei der Verbindung zwischen Darm und Gehirn für die psychische Gesundheit. Diese nützlichen Bakterien fördern eine aktive Darmflora, wodurch die Funktion der Darm-Hirn-Achse unterstützt und das Risiko einer Depression gesenkt wird.

Gärung findet nicht nur bei der Herstellung von Bier und Wein statt. Der chemische Fermentationsprozess beginnt, sobald Bakterien oder Hefepilze in einer kontrollierten Umgebung zu einem Nahrungsmittel gegeben werden. Die sich dann vermehrenden Mikroorganismen verändern die Nahrung enzymatisch und machen sie verträglicher für den Darm und damit auch für den Geist.

- Schon eine tägliche Portion von 180 Gramm Joghurt oder Kefir versorgt den Darm mit Milliarden lebendiger Probiotika, die die Verdauung fördern und Depressionssymptome verringern. Beide Milchprodukte sind außerdem reich an gehirngesundem Protein und arm an tierischem Fett.

- Ein Esslöffel Miso am Tag reicht aus, um die Darmflora günstig zu beeinflussen und die Darmgesundheit zu fördern, was auch große Vorteile für das Gehirn hat.

- Meeresalgen, jene Antidepressionsmittel aus dem Meer, können ohne Bedenken täglich verzehrt werden, aber nur in geringen Mengen. Mit mehreren Portionen pro Woche ist man ernährungstechnisch gut aufgestellt.

- Da sie vor Probiotika und Antioxidantien nur so strotzen, sind Kimchi und Sauerkraut die deftigste und saftigste Möglichkeit zur Förderung der Hirngesundheit. Ein Esslöffel pro Tag dürfte reichen.

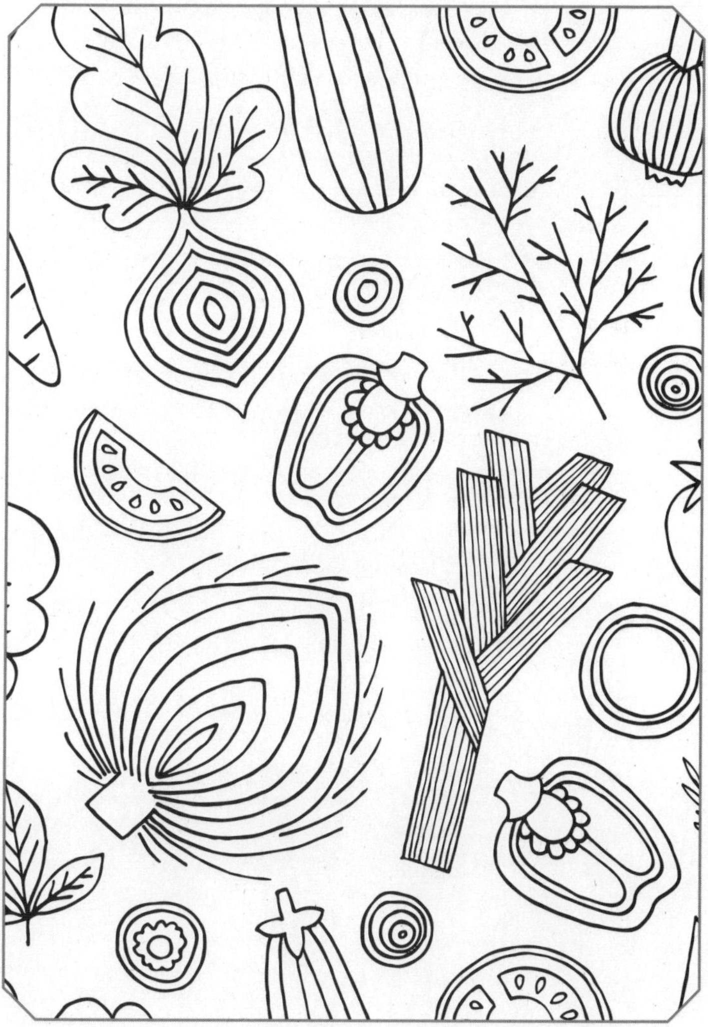

TEIL 3

Schlecht fürs Gehirn

Jetzt, da Sie wissen, welche Nahrungsmittel die psychische und neurologische Gesundheit fördern, ist es an der Zeit, zu erfahren, bei welchen Speisen Sie sich zurückhalten sollten, um Ihr Gehirn zu schützen. Zwar ist kein Nahrungsmittel völlig tabu, aber für eine optimale Gesundheit des Gehirns ist es besser, Zucker, künstlichen Süßstoff, gesättigte Fette und Transfette, Fertignahrung, Koffein und Alkohol zu meiden.

Zucker steckt in vielen Lebensmitteln, in süßen Getränken ebenso wie in vermeintlich gesunden Müsliriegeln. Ein erhöhter Blutzuckerspiegel kann das Gehirn durch Zuckervergiftung schädigen. Der Konsum von vielen Lebensmitteln mit Zuckerzusatz ist in allen Altersgruppen, von der Kindheit bis ins hohe Alter, mit einer Beeinträchtigung der kognitiven Funktion verbunden.

Ein Übermaß an gesättigten Fetten und Transfetten, wie sie oft in großen Mengen in Fertignahrung und Fast Food enthalten sind, können den Wert des schädlichen Cholesterins vom Typ LDL im

Blut steigen lassen, was das Risiko von Herzerkrankungen erhöht und die kognitive Funktion schwächt. Transfette können auch Entzündungen im Körper verursachen, die unter anderem mit einem erhöhten Risiko für Nervenschäden einhergehen. Die Kombination aus zu viel Zucker und zu viel gesättigtem Fett bringt ein stark erhöhtes Risiko für Entzündungen und oxidativen Stress mit sich, und daraus können wiederum chronischer Stress, Depressionen und kognitiver Verfall resultieren.

Auch Koffein und Alkohol sollte man nur in Maßen konsumieren. Koffein hat sicherlich einige positive Eigenschaften, wie wir im 9. Kapitel noch sehen werden, aber es beeinträchtigt auch die seelische Gesundheit, indem es erst stimulierend wirkt, danach aber einen Energieabfall verursacht. Alkohol wirkt sich in vielerlei Hinsicht stark auf das Gehirn und die Psyche aus. Er verstärkt die Wirkung eines Botenstoffs namens GABA, der die neurologische Kommunikation hemmt, und behindert die Arbeit des zentralen Nervensystems. Er erhöht auch den Dopaminspiegel, was sich vorübergehend gut anfühlen mag – aber auch süchtig macht.

Sie sollten Ihr Essen unbedingt genießen, aber Sie sollten auch strategisch essen, um Ihre Gesundheit zu fördern. Sie müssen die in diesem Teil des Buches besprochenen Nahrungsmittel nicht vollständig meiden. Genießen Sie sie – aber eben nur sporadisch, nicht regelmäßig.

7. KAPITEL

Zucker und Süßstoff

Das Verlangen nach Süßem ist in uns Menschen fest verwurzelt. Der Körper wird eben von Zucker angetrieben und mit Energie versorgt. Kohlenhydrate aller Arten werden im Körper zu Zucker umgewandelt und versorgen den Körper mit Energie. Zucker aktiviert auch mittels Dopamin das Belohnungszentrum des Gehirns. Wenn der Körper die benötigte Energie erhält, setzt er Dopamin frei, das dem Gehirn meldet: »Das gefällt mir. Mir geht es gut«. So wird das Verlangen nach Zucker weiter verstärkt. Zu beachten ist, dass Zucker nicht von Natur aus schädlich ist. Erst der Konsum von Zucker im Übermaß schadet der Gesundheit. Künstliche Süßstoffe, die gemäß Marketing als »gesündere« Alternative echten Zucker ersetzen sollen, hindern ironischerweise das Gehirn daran, Dopamin und Serotonin herzustellen und freizusetzen.

Dieses Kapitel befasst sich mit der Frage, welche Auswirkungen Zucker und künstliche Süßstoffe auf das Gehirn und die seelische Verfassung haben, gibt Tipps zur Reduzierung des Zuckerkonsums und empfiehlt gehirngesunde Alternativen. Denken Sie beim Lesen immer daran, dass es für das allgemeine Wohlbefinden unerlässlich ist, sein Essen zu genießen, und dazu gehört auch, sich gelegentlich ein Stückchen Kuchen oder eine Kugel Eis zu gönnen.

DAS DILEMMA DER SCHICHTARBEIT

David ist 35 und hat gerade die Diagnose »Prädiabetes« erhalten. Als Feuerwehrmann wird David jedes Jahr ärztlich untersucht und hat nun überraschend erfahren, dass seine Blutzuckerwerte im Laufe der Jahre immer weiter gestiegen sind und inzwischen ein besorgniserregendes Niveau erreicht haben. Wenn er seinen Blutzucker nicht unter Kontrolle bekommt, so heißt es, wird er Typ-2-Diabetes entwickeln und Medikamente dagegen nehmen müssen. Sein Arzt empfiehlt eine Ernährungsumstellung.

Weil David zu unregelmäßigen Zeiten arbeitet und oft Nachtschichten übernimmt, sind seine Ess-, Schlaf- und Bewegungsgewohnheiten unregelmäßig. Auf dem Weg zur Arbeit oder nach Hause oder schnell in der Pause greift er oft zu Convenience Food. Er räumt ein, dass er häufig verpackte, verarbeitete Nahrungsmittel und Fast Food isst und Limonade trinkt.

Laut seinem jüngsten PHQ-9-Fragebogen leidet David an einer mittelgradigen depressiven Symptomatik. David spürt auch, dass während seiner Schichten, selbst in den Ruhepausen, Ängste aufkommen, die er nicht auf die berufliche Tätigkeit zurückführt. Blutzuckerspitzen sind mit Angstgefühlen verbunden. Sein Arbeitgeber schickt ihn zur Ausarbeitung eines Behandlungsplans zu einer Ernährungstherapeutin.

Beim ersten Termin werden hauptsächlich die Ergebnisse der ärztlichen Untersuchung und die Blutwerte, Davids Ernährungsprotokoll und seine Essgewohnheiten besprochen. Dann folgt eine Aufklärung über Prädiabetes, Blutzucker und die Auswirkung des Konsums von zu viel Zucker. David notiert jetzt seine Nahrungsaufnahme, seine Blutzuckerwerte und seine Stimmungsschwankungen in einem Tagebuch. Er beginnt mit einer neuen Diät, die er mit seiner Ernährungsberaterin ausgearbeitet hat. Nachdem er seine Ernährung umgestellt hat, merkt David, dass sich seine Stimmung verbessert, und freut sich auf den nächsten Termin bei seiner Therapeutin, weil er sein Selbstfürsorgeprogramm noch erweitern möchte.

Zucker und Süßstoff verstehen

Bevor wir uns den wissenschaftlichen Betrachtungen von Zucker und künstlichem Süßstoff zuwenden, sollten Sie wissen, dass es hier nur um die Reduktion von zugesetztem Zucker geht. Gemeint ist der meist raffinierte, weiße Zucker, der Zubereitungen und Speisen aller Art zugesetzt wird, und nicht der Zucker, der von Natur aus in Lebensmitteln vorkommt. Obst, Gemüse, Saaten und Getreide enthalten keinen Industriezucker, sondern Fruktose, Glukose und Maltose. Reine Kuhmilch enthält keinen zugesetzten Zucker, sondern Laktose. Zugesetzter Zucker (nämlich Saccharose) steckt in Limonade, Süßwaren, Gebäck und Desserts. Alle Kohlenhydrate werden im Körper zu Zucker umgewandelt, und Zucker ist unerlässlich, um den menschlichen Körper am Leben zu halten. Nur der übermäßige Verzehr von zugesetztem Zucker ist gesundheitsschädlich! Zu den Zuckerzusätzen zählen:

- Agavensirup
- brauner Zucker (Rohrzucker mit Melasse)
- Dattelsirup
- Honig
- Karamell
- Kokoszucker
- Maissirup
- Melasse, Zuckerrübensirup
- Rohrohrzucker
- Rohrzucker, Rübenzucker, Kristallzucker
- Zuckerrohrsaft

Diese Zuckerarten werden Lebensmittelzubereitungen im Herstellungsprozess aus Gründen des Geschmacks, der Konservierung und der Textur zugesetzt. Zugesetzter Zucker findet sich in so offensichtlichen Produkten wie Schokolade oder Limonade, aber überraschenderweise auch in eigentlich herzhaften Produkten wie Tomatensoße und Salatdressing.

Die Ernährungswissenschaft hat künstliche Süßstoffe entwickelt, damit Nahrungsmittel gesüßt werden können, ohne den Blutzuckerspiegel hochzutreiben oder leere Kalorien zu liefern. Süßstoffe sind als Zutat von Diätlebensmitteln überaus beliebt und werden an Diabetiker und Figurbewusste vermarktet. Zu diesen Zuckerersatzstoffen gehören:

- Acesulfam (Sunett®)
- Aspartam (Canderel®, NutraSweet®)
- Cyclamat/Natriumcyclamat
- Saccharin (Natreen®)
- Steviolglykoside (Stevia)
- Sucralose (Splenda®)
- Zuckeralkohole und Polyole wie Isomalt, Lactitol, Maltitol, Mannitol und Sorbitol (gern verwendet in zuckerfreiem Kaugummi, Bonbons, Zahnpasta und Medikamenten)

Wie Zucker aufs Gehirn wirkt

Zucker wirkt aufs Gehirn, indem er den Blutzuckerspiegel erhöht. Ein zu hoher Blutzuckerspiegel führt zu kognitiven Beeinträchtigungen, erhöht das Risiko für Demenz und Alzheimer und verschlimmert chronischen Stress und Entzündungen im Gehirn. Die durch übermäßigen Zuckerkonsum verursachten Stresssymptome und Entzündungen verringern die Durchblutung des Gehirns und beschleunigen die Hirnalterung. Wiederholte Zuckerschübe führen auch zu einer Fehlregulierung des Blutzuckers und stören die Arbeit der Botenstoffe (vor allem des Dopamins), was mit kognitivem Verfall und neurodegenerativen Erkrankungen wie der Parkinson-Krankheit in Verbindung gebracht wird. Vor diesem Hintergrund mag es paradox erscheinen, dass Kohlenhydrate, einschließlich Glukose, die Lieblingsenergiequelle des Gehirns sind. Es ist jedoch viel besser für das Gehirn, wenn diese Kohlenhydrate aus Vollwertkost stammen. Die Quintessenz ist, dass zu viel Zucker schlecht für das Gehirn und für die psychische Gesundheit ist.

Kognitive Beeinträchtigung

Bei erhöhtem Blutzuckerspiegel werden Rezeptorzellen blockiert und gestört, sodass Signale überlagert werden oder verloren gehen. Daraus ergeben sich eine verlangsamte Wahrnehmung, Gedächtnislücken und Konzentrationsschwierigkeiten. Zugesetzter Zucker schwächt auch die Blutgefäße, und da das Gehirn einen konstanten Zufluss von frischem Blut benötigt, beeinträchtigt dies die Wahrnehmung. Gehirnzellen, die durch mangelnde Durchblutung oder erhöhten Blutzucker beschädigt sind, verkümmern oder werden abgestoßen. Zu viel Zucker kann das Gehirn also tatsächlich schrumpfen lassen.

Demenz und Alzheimer drohen

Die bereits erwähnten Nebenwirkungen von zu hohem Zuckerkonsum stehen in direktem Zusammenhang mit dem Einsetzen und Fortschreiten des neurologischen Verfalls, auch bei Demenz und Alzheimer-Krankheit. Studien haben gezeigt, dass Menschen mit Alzheimer, die viel Zucker zu sich nehmen, einen schnelleren Rückgang ihrer Denkfähigkeit erleiden. Eine Studie mit fast 3000 Teilnehmern führte zu dem Ergebnis, dass ein hoher Zuckerkonsum mit einem fast verdoppelten Risiko für die Entwicklung der Alzheimer-Krankheit korreliert. Als starker Konsum galten dabei ein bis sieben gesüßte Getränke pro Woche.

Warum künstliche Süßstoffe schlimmer sein können als Zucker

Künstliche Süßstoffe sollen Zucker für diejenigen ersetzen, die keinen Zucker konsumieren können oder wollen, aber dennoch Süße wünschen. Künstliche Süßstoffe werden vielen Produkten zugesetzt, von Cola light bis zu Zahnpasta. Biologisch gesehen reizen künstliche Süßstoffe andere Geschmacksrezeptoren, als es Zucker tut, aber ans Gehirn wird dennoch die Geschmacksempfindung »süß« gesendet. Künstliche Süßstoffe stehen seit vielen Jahren im Verdacht, dass sie Krebs verursachen, aber das konnte trotz jahrelanger, intensiver Forschungen nie bewiesen werden. Andererseits wurde die Einnahme großer Mengen künstlich gesüßter Getränke (mehr als zwei pro Tag) mit einer um 12 Prozent höheren allgemeinen Sterblichkeit und einer um 23 Prozent höheren Sterblichkeit aufgrund von Herz-Kreislauf-Erkrankungen in Verbindung gebracht, wobei die Ursache davon unklar ist.

Aspartam (Canderel®, NutraSweet®): Dieser Süßstoff ist 200-mal süßer als Zucker. Er gilt zwar als unbedenklich für die breite Bevölkerung, aber Aspartam erhöht die Konzentration von Phenylalanin und Asparaginsäure im Gehirn. Von diesen beiden Stoffen weiß man, dass sie die Produktion und Freisetzung von Serotonin und Dopamin im Gehirn hemmen sowie den Spiegel des Stresshormons Cortisol erhöhen und dem Gehirn oxidativen Stress zufügen.

Cyclamat und Saccharin (Natreen®): Diese Wirkstoffkombination ist 300-mal süßer als Zucker. 1977 wurde festgestellt, dass Saccharin bei Ratten Tumore verursacht, aber zwischen diesem Ergebnis und Krebserkrankungen beim Menschen besteht kein Zusammenhang. Bis 2001 trug Saccharin in den USA einen Warnhinweis, aber seitdem ist es behördlich als sicher eingestuft (bei 15 Milligramm pro Kilogramm Körpergewicht). In anderen Ländern ist seine Verwendung immer noch eingeschränkt oder sogar verboten. Saccharin erhöht die Inzidenz von Fettleibigkeit und Diabetes, was wiederum die Gesundheit des Gehirns beeinträchtigt.

Steviolglykoside (Stevia): Dieser Süßstoff stammt aus einem Pflanzenextrakt, der 300-mal süßer als Zucker ist, wurde 2011 in der EU zur Verwendung in Lebenmitteln zugelassen und gilt als für den menschlichen Verzehr unbedenklich. Den Verzehr von ganzen Stevia-Blättern und unraffiniertem Extrakt hat die Lebensmittelbehörde aufgrund möglicher Giftigkeit verboten.

Sucralose (Splenda®): Dieser Stoff ist 600-mal süßer als Zucker, gilt als sicher für den allgemeinen Gebrauch (bei 5 Milligramm pro Kilogramm Körpergewicht), verursacht allerdings beim Verzehr zusammen mit Kohlenhydraten nachweislich eine Insulinresistenz, die das Gehirn schädigen kann.

Zuckeralkohole und Polyole wie Isomalt, Lactitol, Maltitol, Mannitol und Sorbitol: Diese Zuckerersatzstoffe sind weniger süß als Zucker und haben weniger Kalorien. In Kombination mit anderen Zuckeralkoholen oder künstlichen Süßstoffen können sie in größeren Mengen Durchfall und Blähungen verursachen.

Chronischer Stress

Stress und Zuckerkonsum bilden einen teuflischen Kreislauf, eine komplizierte und voneinander abhängige Verstrickung. Jede übermäßige Zuckerzufuhr erzeugt und verstetigt den chronischen Stress im Gehirn – einen entzündlichen, schädlichen Prozess, der mit kognitivem Verfall und psychischen Erkrankungen einhergeht. Gleichzeitig steigt wegen des mentalen Stresses und der herabgesetzten Denkfähigkeit das Verlangen nach – oft gezuckerten – Leckereien, und so steigt wiederum der Konsum. Und das ist der Teufelskreis: Zucker macht Stress und Stress führt zu Zuckerkonsum.

Macht Zucker wirklich süchtig?

Zucker aktiviert das Belohnungs- und Lustzentrum des Gehirns auf die gleiche Weise, wie es illegale Drogen tun. Der Begriff »Esssucht« ist in medizinischen und wissenschaftlichen Kreisen etwas umstritten, aber es gibt handfeste Nachweise dafür, dass Zucker die Dopaminausschüttung auslöst und im Gehirn die Signale für »Freude« erzeugt. Dieser chemische Vorgang im Gehirn ähnelt dem, was beim Konsum von Drogen wie Kokain passiert. Die Wonne, die beim Essen von Zucker empfunden wird, wird als Glückspunkt (engl. bliss point) bezeichnet. Natürlich versuchen Konsumenten, dieses Gefühl immer wieder neu herbeizuführen. Die Belohnungsreaktion ist immer gleich und reproduzierbar. Menschen sehnen sich nach Zucker, sie begehren Zucker und suchen Trost im Zucker. Das Ganze erinnert mehr oder weniger an Suchtverhalten.

Die Lebensmittelindustrie kennt diese Wirkweise, nutzt die Verbraucher aus und überschwemmt den Markt mit Produkten voller (manchmal perfide verstecktem) Zucker. Die Industrie hat eine Menge Menschen dahin gebracht, dass sie buchstäblich einen Zuckerentzug bräuchten, indem sie ihre Ernährungs- und Verhaltensweise ändern. Dazu müssen die Geschmacksknospen »umgeschult« werden, sodass sie weniger süße Speisen akzeptieren und schätzen lernen. Ist man eine Zeit lang ohne Zuckerzusatz ausgekommen, kann das Trinken einer Limonade oder das Essen eines Bonbons dazu führen, dass sich der Mund verzieht und die Zähne schmerzen, weil es einfach zu süß schmeckt. Zusammengefasst lässt sich sagen: Ja, Zucker kann süchtig machen.

Wie Zucker auf die Psyche wirkt

Die psychische Gesundheit wird direkt durch die Zuckerzufuhr beeinflusst. Ein Übermaß an Zucker in der Ernährung geht mit einer Fehlregulierung von chemischen Vorgängen im Gehirn, mit Depressionen und Angstzuständen einher. Der schnelle Glukoseanstieg sorgt durch die Ausschüttung von Dopamin zunächst für einen Energieschub und ein Glücksgefühl. Aber sobald diese anfängliche Wirkung abgeklungen ist, erlebt die Psyche so etwas wie einen Absturz, der sich in Konzentrationsschwäche, Lethargie und Reizbarkeit ausdrücken kann. Schlimmer noch, die Hochs und Tiefs wiederholter Zuckerschübe und -abstürze bilden eine Achterbahn der Gefühle, die Ängste und Depressionen verschlimmern kann.

Eine hohe Zuckerzufuhr verursacht und verschlimmert auch Entzündungen und damit den chronischen Stress im Gehirn. Erhöhter Blutzucker kann auch Nährstoffe blockieren, die Emotionen regulieren und mit der Persönlichkeit zusammenhängen.

Zuckerzufuhr drosseln

Übermäßiger Zuckerkonsum ist in der westlichen Ernährungsweise die Regel. An einem durchschnittlichen Tag trinkt man vielleicht ein bis zwei Tassen gesüßten Kaffee oder Tee, eine Limo und einen Saft oder einen Energy-Drink. Dazu isst man Fertignahrung, die fast garantiert versteckten Zucker enthält. Ziel sollte sein, nicht mehr als fünfmal pro Woche eine Portion einer gezuckerten Speise zu sich zu nehmen. Hier einige Beispiele dafür, wie eine solche Portion aussehen könnte:

- 1 Esslöffel Zucker oder die entsprechende Menge an Süßungsmittel
- 1 Esslöffel Konfitüre
- 25 Gramm Bonbons
- 1 bis 3 Kekse, je nach Größe
- 1 kleines Stück süßes Gebäck
- 1 gesüßtes Getränk (200 Milliliter)

Wenn Sie also zum Beispiel Ihren Kaffee gern mit Zucker trinken, können Sie morgens zwei Teelöffel Zucker verwenden (statt zwei Esslöffel). Wenn Sie eine Schwäche für Gebäck haben, dann genießen Sie ruhig ein, zwei kleine Törtchen oder Teilchen pro Woche. Sind Softdrinks Ihr Supertreibstoff, dürfen Sie sich mehrmals pro Woche ein Glas gönnen. Sie können auch teilweise auf Sprudelwasser oder zuckerfreie oder zuckerreduzierte Limonade umsteigen (die Sie aber ebenfalls einschränken sollten).

Aufs Etikett schauen

Machen Sie es sich zur Gewohnheit, im Supermarkt einen Blick auf die Etiketten der Lebensmittel zu werfen, bevor Sie sie kaufen. (Bevor Sie auswärts essen, sollten Sie sich auch im Internet über die Nährwerte der angebotenen Speisen erkundigen.) Lebensmittelverpackungen enthalten neben dem

Kalorien- und Fettgehalt viele wichtige Informationen, die Ihnen helfen können, Produkte mit gesundem Fett, wenig bis null Zuckerzusatz, reichlich Protein, Vitaminen und Mineralstoffen auszuwählen. Ganze 25 Gramm (2 Esslöffel) zugesetzter Zucker pro Tag gelten gemeinhin noch als unbedenkliche Menge, aber weniger ist natürlich noch besser. In einer einzigen zuckrigen Leckerei kann schon die Hälfte, aber auch das Zehnfache dieser Menge stecken. Je besser Sie informiert sind, desto besser haben Sie Ihre Zuckerzufuhr unter Kontrolle.

Getränke auf dem Prüfstand

Über 60 Prozent aller US-Bürger konsumieren eines oder mehrere gezuckerte Getränke pro Tag, und die Mehrheit davon nimmt zwei oder mehr zu sich. In Deutschland sind es allerdings weniger Menschen, die täglich gezuckerte Getränke konsumieren, junge trinken mehr als ältere, Männer mehr als Frauen und im Osten mehr als im Westen. Im Bundesdurchschnitt und über alle Altersgruppen hinweg werden 120 Liter Softdrinks pro Jahr (Erfrischungsgetränke inklusive Säften und Schorlen) getrunken.

Ein großer Softdrink hat bei 600 Milliliter (das ist ein großer Becher im Schnellrestaurant) ungefähr einen Zuckerzusatz von 65 Gramm und enthält damit fast das Dreifache von dem, für eine gesunde Ernährung als Tagesmenge »empfohlen« wird. Jedes Süßgetränk, das Sie durch Wasser ersetzen können, ist ein großer Erfolg für Ihre Hirngesundheit. Wenn es sprudeln soll, ist aromatisiertes, ungesüßtes Mineralwasser eine ausgezeichnete Alternative. Indem man frisches Obst in eisgekühltes Wasser gibt, erhält man ein Getränk mit natürlichem Aroma.

Lieber Obst essen

Früher habe ich meinen Klienten geraten: »Immer einen Apfel mitnehmen. Dann ist er zur Hand, wenn man hungrig ist und nach einem Snack giert. Wenn man dann keinen Appetit auf den Apfel hat, dann hat man wohl keinen echten Hunger, sondern nur Langeweile.« Das ist vielleicht keine ganz korrekte Aussage, denn man kann durchaus Hunger, aber trotzdem keine Lust auf den Apfel haben. Aber jedenfalls ist Obst ein idealer Snack, der den Hunger und das Bedürfnis nach Süße ohne Zuckerzusatz stillt.

Hirnfreundlicher Zuckerersatz

Das Leben ist süß und sollte ab und zu auch Süßigkeiten bereithalten. Geburtstage werden gefeiert. Essen Sie ein Stück Kuchen, und zwar mit Genuss. Bemühen Sie sich einfach darum, die meiste Zeit gesund zu essen, dann kann ein Stück Kuchen Ihre Pläne nicht zerstören. Und ein bisschen Information kann viel bewirken. In vielem, was Sie kaufen, steckt Zucker: Nudelsoße, Salatdressing, Müsli und vermeintlich gesunde Riegel sind allesamt Beispiele für weit verbreitete, alltägliche Produkte, in denen sich Zucker verbirgt. Solche Lebensmittel kann man auch selbst zubereiten – ohne Zucker, mit weniger Zucker oder gesünderen Zuckerersatzstoffen. Auch so lässt sich der Zuckeranteil in Ihrer Ernährung reduzieren.

Neben der Reduzierung von Zucker ist auch das Ersetzen von Zucker durch hirnförderliche Alternativen sehr empfehlenswert. Es gibt gesündere Alternativen zu raffiniertem Haushaltszucker, Honig und Sirup. So sind beispielsweise Zuckerersatzstoffe auf Fruchtbasis für das Gehirn gesünder als weißer Zucker. Als ganze Frucht genossen haben sie sogar weitere Vorteile im Gepäck, etwa Antioxidantien und entzündungshemmende, stressbekämpfende Nährstoffe.

Datteln

Datteln sind die Früchte der Dattelpalme. Getrocknet werden sie zu einem bissfesten, geschmacksintensiven, köstlichen Süßungsmittel. Datteln sind ein beliebter Zuckerersatz beim Backen und stecken in vielen handelsüblichen Energieriegeln. Sie können zu einer Paste püriert werden, die dann wie Haushaltszucker verwendet werden kann. Da die Nährstoffe wegen des fehlenden Wassergehalts stark konzentriert sind, enthalten Datteln zwar viele Kalorien, die allerdings den Blutzucker nicht signifikant erhöhen. Datteln sind eine reichhaltige, nahrhafte Frucht, und der Verzehr trägt dazu bei, das ungünstige LDL-Cholesterin zu senken, was der Gesundheit von Herz und Gehirn zugutekommt.

Mönchsfrucht

Der aus der Mönchsfrucht (Siraitia grosvenorii, auch Luo Han Guo) gewonnene Süßstoff ist 300-mal süßer als weißer Kristallzucker. Zwar haben noch nicht viele Studien die Auswirkungen der Mönchsfrucht auf den menschlichen Körper untersucht, aber die US-Lebensmittelbehörde hat sie in moderaten Mengen als sicher eingestuft. Mönchsfrüchte sind kalorienfrei und reich an Antioxidantien. Mogroside, die Antioxidantien der Mönchsfrucht, bekämpfen den oxidativen Stress der endokrinen Zellen der Bauchspeicheldrüse, der mit der

Insulinfreisetzung und der Blutzuckerregulierung verbunden ist. Mönchsfruchtextrakt ist in granulierter Form (wie Haushaltszucker) und in flüssiger Form erhältlich.

Fruchtpüree

Reifes Obst ist von Natur aus süß und enthält Fruktose und Glukose, aber natürlich keinen zugesetzten Zucker. Unzählige Obstsorten sind in frischer, tiefgefrorener, konservierter und getrockneter Form erhältlich. Fruchtpürees können zum Süßen von Smoothies, Shakes, Soßen, Desserts und Gebäck verwendet werden. Man kann sie ganz einfach selbst zubereiten, indem man Obst wie Erdbeeren oder Himbeeren zerstampft und als Konfitürenersatz verwendet, im Mixer püriert und zu einem Smoothie verarbeitet oder zu einer Fruchtsoße einkocht. Als Brotaufstrich ist Fruchtpüree eine gesündere Alternative zu handelsüblichen Gelees und Konfitüren, die meist 50 Prozent Zucker enthalten. Pürees liefern zudem reichlich Antioxidantien, Vitamine und Mineralstoffe, die Entzündungen reduzieren und die Hirngesundheit fördern.

IN ALLER KÜRZE

Überall in der westlichen Ernährung findet sich Zucker, sei es pur im Streuer auf dem Cafétisch oder versteckt in fast allen Fertiggerichten. Auch wenn der Geschmack von Zucker angenehm ist und dem Gehirn ein flüchtiges Gefühl der Befriedigung vermittelt, ist wegen der langfristigen Schäden eine Verringerung des Zuckerzusatzes in Ihrer Ernährung ratsam.

- Zucker wirkt auf das Gehirn, indem er den Blutzuckerspiegel erhöht. Ein zu hoher Blutzuckerspiegel führt zu kognitiven Beeinträchtigungen, erhöht das Demenz- und Alzheimer-Risiko und verschlimmert chronischen Stress und Entzündungen im Gehirn. Einige künstliche Süßstoffe unterscheiden sich zwar chemisch von Zucker, wirken aber ebenfalls auf das Gehirn, indem sie den Cortisolspiegel und den oxidativen Stress erhöhen und die Produktion und Freisetzung von Serotonin und Dopamin stören.

- Die psychische Gesundheit wird durch die Zuckerzufuhr unmittelbar beeinflusst. Ein Übermaß an Zucker in der Nahrung geht mit einer Fehlregulierung der Gehirnchemie, mit Depressionen und Angstzuständen einher.

- Die Reduzierung des Zuckergehalts in der Nahrung hat viele Vorteile, nicht nur für die Gesundheit des Gehirns, sondern auch für die allgemeine Gesundheit. Um die Zuckeraufnahme zu reduzieren, müssen Sie die Liste der Inhaltsstoffe auf Produkten lesen, Ihr Trinkverhalten überdenken und mehr Obst essen.

- Um die Lust auf Süßes zu stillen, greifen Sie am besten zu alternativen Süßungsmitteln, die gesünder fürs Gehirn sind: Datteln, Mönchsfrucht und Fruchtpüree.

8. KAPITEL

Fast Food und Fertigkost

Fast Food ist definitionsgemäß Essen, das schnell zubereitet wird, um gleich nach dem Verkauf mitgenommen oder sofort verzehrt zu werden. Nach dieser Definition wäre auch ein an der Tankstelle gekaufter Apfel Fast Food, aber das ist im Sinne dieses Buches nicht gemeint. Fast Food enthält gemeinhin viele gesättigte Fette und Transfette, Natrium (Salz) und Zucker. Typische Beispiele sind Hamburger, Pommes frites, Softdrinks, Donuts, Pizza, Döner und Wurst – allesamt keine ideale Nahrung für das Gehirn.

In ähnlicher Weise gelten alle Lebensmittel, mit denen außer Pflücken noch irgendetwas anderes angestellt wurde, als verarbeitet. Der glänzend gewachste Apfel im Supermarkt ist also verarbeitet, die Fleischwurst mit der langen Zutatenliste ist deutlich mehr verarbeitet. Wenn in diesem Kapitel von verarbeiteten Lebensmitteln die Rede ist, sind damit Lebensmittel gemeint, die sich nicht mehr in ihrem natürlichen Zustand befinden, also beispielsweise Kartoffelchips (in Scheiben geschnittene, frittierte und stark gewürzte Kartoffeln), Schinkenaufschnitt (gepökeltes und in Scheiben geschnittenes Fleisch) oder Kekse (viele vermischte und gebackene Zutaten). Diese stark verarbeiteten Lebensmittel enthalten in der Regel ebenfalls viele gesättigte Fette und Transfette, Natrium (Salz) und Zucker. Im Weiteren nennen wir stark verarbeitete Lebensmittel Fertigkost.

Solche Lebensmittel liefern nicht nur Substanzen, die sich nachteilig auf die Gesundheit des Gehirns auswirken, sondern ihnen fehlen gleichzeitig auch Nährstoffe, die für die Hirngesundheit unerlässlich sind. In diesem Kapitel werden die neurologischen und psychischen Auswirkungen von Fast Food und Fertigkost untersucht. Sie erhalten Tipps, wie Sie diese Art von Lebensmitteln meiden können, und was Sie am besten essen, wenn Sie unterwegs sind.

AUF DEM SPRUNG

Haleema hat als berufstätige Mutter von drei Kindern viel um die Ohren. Da jeden Morgen drei Kinder schulfertig aus der Tür müssen, frühstückt sie selbst selten und hat morgens auch keine Zeit, um sich ein Lunchpaket vorzubereiten. Mittags ist sie dann hungrig. Meistens lässt sie sich etwas mitbringen, wenn ein Kollege Essen holt. In der Umgebung gibt es viele Fast-Food-Imbisse und Bistros, denn richtige Restaurants sind für das tägliche Mittagessen zu teuer. Ihr Mittagessen besteht darum gewöhnlich aus einem Hamburger oder einem Hühnchen-Sandwich, Pommes mit Ranch-Dressing und einer großen Cola light. Da sie durch die Auswahl eines Light-Getränks gefühlt Hunderte von Kalorien spart, wird ihr Schnellimbiss schon »nicht so schlimm« sein, glaubt sie.

Haleemas Gesundheit ist auch nicht mehr das, was sie einmal war. Dass sie mehr wiegt, weniger Energie und Ausdauer hat, oft gestresst ist, Konzentrationsprobleme und häufige Muskel- und Gelenkverletzungen hat, schiebt sie auf ihr Alter und die Tatsache, dass sie Kinder hat. Mit nur 35 Jahren ist es für Haleema zur Gewohnheit geworden, sich wegen ihres vollen Terminkalenders nicht mehr um sich selbst zu kümmern.

Haleema ist möglicherweise gar nicht bewusst, dass es in ihrem Speiseplan deutlich an magerem Protein, gesunden Fetten, Vitaminen, Mineralstoffen und Antioxidantien mangelt. Dafür ist ihre Nahrung voll mit gesättigten Fettsäuren, die ihr Gehirn mit Stress und Entzündung belasten. Die Süßstoffe in ihrer Cola tragen ebenfalls zu oxidativem Stress und Entzündungen bei und beeinträchtigen ihre kognitiven Fähigkeiten.

Haleema würde sehr davon profitieren, sich von einer Ernährungsberaterin unterweisen zu lassen, wie man einfache, schnelle und gesunde Mahlzeiten zubereitet, die man für die Mittagspause mit zur Arbeit nehmen kann. Gesundes Essen zu kochen, muss weder zeitaufwendig, teuer noch lästig sein. Ein Wechsel zu mehr Vollwertkost könnte ihre Nahrung bereits mit wichtigen Nährstoffen anreichern, die gegen den chronischen oxidativen Stress in ihrem Gehirn helfen.

Was sind Fast Food und Fertigkost?

Fast Food und Fertigkost werden oft als schmackhaft, wärmend, sättigend und tröstend empfunden. Sie sind gleichzeitig vollgepackt mit ungesunden Fetten, Salz, Zucker und unzähligen unaussprechlichen Chemikalien, die für die Gesundheit von Hirn und Herz gefährlich sind. Sie sollten Ihren Verzehr von Fast Food und Fertigkost so weit wie möglich einschränken und sich nur sehr selten damit verwöhnen. In diese Kategorie gehören unter anderem süßes und salziges Gebäck, echte Süßigkeiten wie Schokolade oder Weingummi, Fast Food,

Frittiertes, Pizza, verarbeitete Fleischprodukte (zum Beispiel Currywurst) und gesüßte Getränke.

Der Hauptgrund, diese Speisen zu meiden, sind die enthaltenen Transfette. Vereinfacht gesagt sind Transfette synthetische Fette: Wasserstoffatome an Fettmoleküle angehängt, um sie stabiler, länger haltbar oder stärker erhitzbar zu machen oder ihnen eine praktische Textur zu verleihen, etwa im Fall von weichen Keksen oder knusprigen Hähnchen-Nuggets. Fast Food und Fertigkost enthalten deshalb oft mehr Transfette und Zusatzstoffe, die den Geschmack, das Aroma und die Farbe verändern, weil sie dadurch billiger in der Herstellung sind, länger halten und für die Verbraucher attraktiver sind. Untersuchungen haben ergeben, dass Fette dieser Art die Serotoninproduktion senken, was Depressionen hervorruft und sich nachteilig auf das Gedächtnis auswirken kann. Was neben den ungesunden Fetten außerdem gegen diese Nahrungsmittel spricht, ist, dass sie fast immer viel Zucker und Salz, aber wenig andere Nährstoffe enthalten und auch dadurch zu Gewichtszunahme, Entzündungen und oxidativem Stress beitragen.

Die Industrie hinter dem Fast Food

Die Fast-Food-Industrie ist ein schönes Beispiel für die Macht des Geldes: Unterm Strich geht es nur um Profite. Wie viele andere Branchen auch interessiert sich die Fast-Food-Industrie nicht für Sie, für Ihren Körper, Ihre Psyche oder Ihre Gesundheit – sie interessiert sich für Ihr Geld. Und sie gibt sich enorme Mühe damit, herauszufinden, wie sie dieses Geld in ihre Kasse spülen kann. Fast Food kam in den 1950er-Jahren auf und revolutionierte zuerst die amerikanische Gastronomie, dann die ganze westliche Welt. Fast Food ist auf maximalen Profit und größtmögliche Schmackhaftigkeit geeicht. Das bedeutet, dass die Rezeptur der Speisen perfekt darauf ausgerichtet ist, Gaumen und Geist Lust auf mehr zu machen. Die Mischung aus Fett, Salz und Zucker ergibt offensichtlich ein überaus begehrenswertes Produkt, denn die Amerikaner geben mehr für Fast Food aus als für all ihre Freizeitaktivitäten. Das Essen außer Haus macht die Hälfte (wenn nicht noch mehr) des durchschnittlichen Essensbudgets aus. Die ständig wachsende Nachfrage nach Fast Food hat die Landwirtschaft stark verändert, denn diese muss enorme Mengen standardisierter Zutaten für die Fertigung standardisierter Endprodukte liefern. Die Fast-Food-Industrie bietet den Hungrigen alles, was sie sich wünschen: Bequemlichkeit, Verfügbarkeit, Auswahl, Schnelligkeit, Komfort und niedrige Preise. Oft werden Fast-Food-Restaurants strategisch in einkommensschwachen Gegenden eröffnet, wo frische Nahrungsmittel schwer erhältlich sind. Dadurch sind die Menschen dort scheinbar zu schlechter Gesundheit verdammt.

Wie Fast Food und Fertigkost auf das Gehirn wirken

Der regelmäßige Verzehr von Fast Food und Fertigkost kann erhebliche Auswirkungen auf die Funktion des Gehirns haben. Die ungesunden Inhaltsstoffe solcher Speisen verursachen Entzündungen und oxidativen Stress im Gehirn und verändern die Denkfähigkeit, die Gefühlsregulierung und die Impulskontrolle. Studien zufolge kann der regelmäßige Verzehr von Fast Food dazu führen, dass man ungeduldiger wird, zu schnell zu viel isst und mehr Geld als geplant fürs Essen ausgibt. Das beeinträchtigt die körperliche ebenso wie die psychische Gesundheit und erhöht beispielsweise das Depressionsrisiko. Möglicherweise fällt es Ihnen schwer, Appetit und Hungergefühle zu regulieren. Weil das Gehirn den Dopaminrausch mag, versorgt man sich mit immer mehr verarbeiteten Nahrungsmitteln, um dieses Gefühl zurückzubekommen. Diese Trostessen fühlen sich wie eine Belohnung an, und man redet sich ein, man habe sich den Genuss verdient. Statt nur zu besonderen Anlässen halten diese Speisen fast täglich als Belohnung für einen harten Arbeitstag, für die Geduld im Stau oder als Mittel gegen Traurigkeit her. Sie mögen im Moment großartig schmecken und kurzfristig ein gutes Gefühl vermitteln, aber die anhaltenden Auswirkungen auf die geistige und körperliche Gesundheit sind ein zu hoher Preis für den flüchtigen Augenblick der Wonne.

Dopaminrausch und Impulsivität

Der Genuss dieser hyperleckeren Speisen löst kurze Dopaminschübe im Gehirn aus. Für einen flüchtigen Moment spendet das Essen Trost und sorgt für ein Glücksgefühl. Dadurch entsteht ein Teufelskreis, denn der Dopaminüberschuss verschlechtert die Impulskontrolle und leistet Essverhaltensstörungen wie Fressattacken und emotionalem Essen Vorschub. Dadurch schießt wiederum das Dopamin in die Höhe, und so weiter und so fort. Solche Verhaltensweisen führen dann möglicherweise zu Depressionen und einem Rückgang des Selbstwertgefühls. Manchmal entstehen sogar Suchtgefühle nach diesem Essen, denn es ist scheinbar das einzige, was in solchen Situationen noch glücklich macht.

Eingeschränktes Denk- und Erinnerungsvermögen

Entzündungen und oxidativer Stress, die als Folge des hohen Fett- und Zuckergehalts von Fast Food und Fertigkost entstehen, stehen in direktem Zusammenhang mit verminderten kognitiven Fähigkeiten, mit erheblichen Gedächtnisdefiziten, mit einem verstärkten Auftreten und Fortschreiten von Alzheimer und Hyperaktivität und mit einem erhöhten Auftreten von AD(H)S bei Kindern und Jugendlichen. Herabgesetzte kognitive Fähigkeiten beeinträchtigen die Entscheidungsfindung, was wiederum dazu führt, dass man eher kein gesundes Essen wählt und stattdessen noch mehr Fast Food und Fertigkost isst.

Auswirkungen auf die psychische Gesundheit

Stark verarbeitete Speisen sind nicht ohne Grund beliebt, denn sie sind überaus schmackhaft. Der Gaumen bevorzugt Speisen, die süß, salzig, herzhaft und am liebsten noch frittiert sind. Viele Menschen finden ein zartes Plundergebäck mit Kirschglasur reizvoller als Sauerkraut. Aber man sollte auch immer daran denken, dass man gesund alt werden möchte. Wohlfühlkost schafft ein flüchtiges Wonnegefühl, aber die Auswirkungen auf die psychische Gesundheit halten viel länger an. Chronischer und oxidativer Stress kommt von stark fetthaltigem Essen. Dopamin- und Serotoninschwankungen entstehen durch übermäßigen Zuckerkonsum. Diese Ungleichgewichte hängen direkt mit Depressionen und Angststörungen zusammen.

Was ist mit dem Salat im Fast-Food-Restaurant?

Für mich als Ernährungsberaterin sind Fast-Food-Salate ein Lieblingsthema. Es mag Sie überraschen, dass ein Fast-Food-Salat womöglich mehr Kalorien, Fett, Salz und Zucker enthält als andere Gerichte auf der Fast-Food-Speisekarte. Tatsächlich liefern solche Salate manchmal mehr Kalorien, Fett, Salz oder Zucker, als man für den ganzen Tag benötigt.

Der Überschuss an Zucker, Fett und Salz kommt in Form von Toppings daher: Hähnchenstreifen, Croûtons und frittierte Tortillastreifen, Käse und nicht zuletzt als Dressing. Blattsalat, toll! Tomate, toll! Gurke, toll! Mehr fett-, salz- und zuckerhaltige Toppings als Grünzeug – nicht so toll. Um Salate aufzupeppen oder gehaltvoller zu machen, werden oft Avocado, Nüsse, Trockenfrüchte und Käse in viel zu großen Portionen hinzugegeben. Und zu allem Überfluss werden mehrere Esslöffel zuckriges Dressing auf Mayonnaise- oder Buttermilchbasis untergehoben (oder im Tütchen beigelegt).

Bestellen Sie lieber einen bunten Salat mit gegrillter Hähnchenbrust und einem Dressing aus Essig und Öl. In einigen Fast-Food-Restaurants können Sie dazu auch Ofenkartoffeln, Obstsalat oder sogar Hülsenfrüchte bekommen. Salat pur ist generell eine gute Wahl. Seine Zugaben – die fettigen, salzigen, süßen, cremigen Toppings und Dressings – sind hingegen nicht ideal für die Gesundheit Ihres Gehirns.

Wie Fast Food und Fertigkost auf die Psyche wirken

Die Kausalkette zwischen dem Verzehr von Fertigkost und den daraus resultierenden psychischen Problemen ist leicht nachvollziehbar und durch wissenschaftliche Untersuchungen gut belegt. Verarbeitete Nahrungsmittel verdrängen gesundes Essen und füttern den Körper mit gesättigten Fettsäuren, zu viel Salz und Zucker, während sie ihm gesunde Fette, Omega-3-Fettsäuren, Antioxidantien und Probiotika vorenthalten. Fertigkost verursacht Entzündungen und oxidativen Stress, während es gleichzeitig an Omega-3-Fettsäuren, Antioxidantien und Probiotika fehlt, um diese negativen Wirkungen zu bekämpfen. Im Ergebnis nehmen Depressionen, Ängste und chronischer Stress zu. Physiologisch gesehen verursacht der hohe Zuckeranteil in der Nahrung einen Anstieg des Blutzuckerspiegels, der vorübergehend für mehr Energie sorgt und eine Nervosität oder Überdrehtheit hervorruft, die sich wie Angst anfühlen kann. Lässt dieser Zuckerrausch nach, fühlt sich der Absturz durch das plötzliche Absinken von Energie und Blutzucker möglicherweise wie eine Depression an. Daraufhin isst man noch mehr verarbeitete Lebensmittel, um jenen Rausch, jenes Glücksgefühl zurückzubekommen. Fertigkost hat mehr Einfluss auf Ihr Denken und Ihre Entscheidungen, als Sie glauben.

Tipps zur Vermeidung von Fast Food und Fertigkost

In den USA scheinen Fast Food und Fertigkost eher die Regel als die Ausnahme zu sein. Es ist völlig normal geworden, dass durchschnittliche Amerikaner sechsmal pro Woche auswärts essen. Von 21 wöchentlichen Mahlzeiten stammen im Durchschnitt sechs aus der Gastronomie oder sind To-go-Gerichte, und dabei sind Snacks und Zwischenmahlzeiten nicht einmal mitgezählt. Es gibt eine Unmenge an einfachen, leckeren und kostensparenden Alternativen im Sinne einer gesünderen und gehirnfreundlichen Ernährung. Einige Beispiele:

STATT …	**ESSEN SIE …**
Aromatisiertes, gesüßtes Porridge aus der Tüte	Haferflocken, aufgekocht mit halb Haferdrink, halb Wasser, dazu frisches Obst
Erdbeereis in der Waffel mit allen Toppings	Selbstgemachtes Fruchtsorbet nur aus püriertem Obst
Mozzarella auf Lieferpizza	Fettarmer Mozzarella auf selbst gebackener Pizza
Tacos mit Rinderhack und Reibekäse vom Drive-in	Tacos mit Geflügelhack, fettarmem Käse und extra Gemüse, selbst gemacht
240 g Porterhouse-Steak mit einem Berg Kartoffelpüree im Steakhouse	120 g Rumpsteak vom eigenen Grill, dazu gedünsteter Brokkoli und Wildreis
Salat mit Ranch-Dressing im Schnellrestaurant	Frischer Salat (aus dem Garten) mit Vinaigrette
Frittierte Hähnchenschenkel zum Mitnehmen	Hähnchenbrustfilet aus dem eigenen Ofen
Schinkensandwich mit Mayonnaise aus dem Kühlregal	Selbst gemachtes Thunfisch-Sandwich mit Avocado

Mahlzeiten planen

Keine Sorge, Sie müssen nicht gleich für sieben Tage vorkochen und jede einzelne Mahlzeit essfertig in einheitlich etikettierten Behältern im Kühlschrank stapeln, die allesamt mit gekochter Hähnchenbrust, Vollkornreis und Brokkoli gefüllt sind. Mahlzeiten zu planen, kann einfach bedeuten, dass Sie im Wochenkalender nachschauen, wie viele Mahlzeiten Sie morgens, mittags und abends zu Hause zubereiten und/oder einnehmen möchten, und dann aufschreiben, auf welche Gerichte Sie in den nächsten Tagen Lust haben (und welche machbar sind). Ihre Einkaufsliste schreibt sich dann eigentlich von selbst, nämlich anhand der Zutaten, die für jede Mahlzeit benötigt werden. Ein fester Speiseplan und ein Kühlschrank voller passender Zutaten helfen gegen die Versuchung und die Ausreden, wenn man sich »auf dem Heimweg schnell was holen« will.

Ihr Lieblingsessen, selbst gemacht

Warum bezahlen Sie jemanden fürs Kochen, wenn Sie es zu Hause genauso gut oder wahrscheinlich besser zubereiten können? Es macht Spaß, Fast-Food-Gerichte zu »hacken« oder zu »faken«, und man kann dabei einen Großteil der Fett-, Zucker- und Chemiezusätze weglassen. Zum Beispiel ist das bekannte Fast-Food-Gericht »Crunchwrap« im Wesentlichen eine Tostada, die in eine Tortilla gewickelt und gegrillt wird. Die Fast-Food-Version enthält große Mengen an gesättigten Fettsäuren, Salz und Zucker. Zu Hause können Sie bestimmen, was ins Essen kommt, und so eine gehirngesunde Version zubereiten.

ZUTATEN FÜR »CRUNCHWRAPS«	
FAST FOOD	**SELBST GEMACHT**
Rinderhack	Geflügelhack und gehackte Pilze
Nacho-Käsesoße	Avocadocreme
Sauerrahm	Kefir
Eisbergsalat und Tomate	Babyspinat und Tomate
Tostada	Tostada
Tortilla, gegrillt	Tortilla, gegrillt

Wenn Sie beginnen, sich um die Gesundheit Ihres Gehirns zu kümmern, werden Sie Ihre Mahlzeiten häufiger zu Hause kochen und zubereiten. Um Zeit und Geld zu sparen, können Sie Zutaten in größeren Mengen kaufen. Reste werden im Laufe der Woche aufgegessen oder für die spätere Verwendung eingefroren. Die meisten vorgekochten Gerichte halten sich im Gefrierschrank zwei bis sechs Monate, aber eine gute Faustregel lautet, Essen innerhalb von drei Monaten nach dem Einfrieren zu verbrauchen.

Vorräte aufräumen

Ich fordere nicht, dass Sie nie wieder Fertignahrung essen dürfen. Vielmehr sollte sie nur hin und wieder auf dem Speiseplan stehen und kein Grundnahrungsmittel sein, das in Ihrem Vorratsschrank immer griffbereit ist. Verwenden Sie die folgende schwarze Liste als Leitfaden, wenn Sie in Vorrats-, Kühl- und Gefrierschrank aufräumen und sich einen gesunden Vorrat anlegen:

RAUS AUS DEM VORRATSSCHRANK

Chips
Fertigpackung Käse-Makkaroni
Kekse
Knuspermüsli
Kokosöl
Kuchen, Gebäck und Torte
Müsli- oder Eiweißriegel mit hohem Zuckergehalt
Sahnesoßen und -dressings
Soßen im Tetra Pak
Süßigkeiten

RAUS AUS DEM KÜHLSCHRANK

Aufschnitt
Dips
Geflügel mit Haut
gehärtete Margarine
Keksteig
Rindfleisch (fett oder durchwachsen)
Schinken
Softdrinks
Speck
Wurst

RAUS AUS DEM GEFRIERSCHRANK

Eiscreme
Fertiggerichte, zum Beispiel Lasagne
Frühlingsrollen
Mozzarella-Sticks
panierte Fleisch- und Fischprodukte
Tiefkühlpizza
Toastfeingebäck (Toastys/Pop tarts)
Torte

Was man unterwegs statt Fast Food essen kann

Wenn der Tag einfach nicht genug Minuten hat, kann sich das Planen, Einkaufen und Zubereiten von Mahlzeiten wie Zeitverschwendung anfühlen. Dann scheint es »einfacher« oder »schneller« zu sein, wenn man auf dem Weg etwas kauft. In Wirklichkeit ist das Essen zu Hause fast immer schneller zubereitet und billiger. Ganz zu schweigen davon, dass Sie den Nährstoffgehalt Ihres Essens nicht unter Kontrolle haben und fast garantiert gesättigte Fette und Transfette, Salz und Zucker im Übermaß zu sich nehmen. Rechnen Sie mal nach:

ZU HAUSE ESSEN

Einkauf

- 30 Minuten, um eine Einkaufsliste zu erstellen
- 5 bis 10 Minuten, um die Lebensmittel in der Supermarkt-App in den Warenkorb zu legen
- 20 Minuten zur Abholung am Supermarkt und zurück

Zubereitung

- 45 Minuten, um das Gericht auszuwählen, zuzubereiten, und nachher aufzuräumen
- 15 Minuten, um eine frische, selbst gemachte Mahlzeit zu genießen

AUSWÄRTS ESSEN

Fast Food vom Drive-in

- 15 Minuten oder mehr, um zu überlegen, was/wo geholt werden soll
- 10 Minuten oder mehr, um zum Restaurant zu fahren
- 10 Minuten oder mehr, um in der Schlange zu stehen
- 10 Minuten oder mehr, um wieder nach Hause zu fahren
- 15 Minuten, um lauwarmes Fast Food zu essen
- Geld für dieses Essen ausgegeben und Geld für nicht verzehrte Lebensmittel im Kühlschrank verschwendet

Fast Food vom Lieferdienst

- 15 Minuten oder mehr, um zu überlegen, was/wo bestellt werden soll
- 1 Stunde, um die Bestellung aufzugeben und zu bestätigen, die dann zubereitet, abgeholt und zugestellt wird
- 15 Minuten, um ein lauwarmes Gericht zu essen
- Geld für dieses Essen ausgegeben und Geld für nicht verzehrte Lebensmittel im Kühlschrank verschwendet

Selbst gemachter Proviant

Sie werden immer wieder feststellen, dass nur zehn Minuten Aufwand im Voraus nötig sind, um im Nachhinein viel Zeit und Geld zu sparen. Nehmen Sie sich zehn Minuten Zeit, um für die ganze Woche Tüten mit Proviant vorzubereiten, die Sie auf dem Weg aus dem Haus einfach nur zu greifen brauchen. Dann müssen Sie keine Umwege fahren, in irgendwelche Läden gehen oder Geld ausgeben. Ein paar einfache Ideen:

- selbst gemachtes Studentenfutter aus Vollkornmüsli, Nüssen und Trockenfrüchten
- Babykarotten und Brokkoliröschen mit ein paar Esslöffeln Hummus
- ein Behälter (zum Beispiel ein Schraubdeckelglas) mit Joghurt und Beeren

Nüsse und Obst

Kein Snack ist unterwegs praktischer, sauberer und unkomplizierter als Nüsse und Obst. Eine Handvoll Nüsse liefert lange verfügbare Energie aus pflanzlichen Proteinen, gesunden Fetten und Ballaststoffen, dazu hirnförderliche Omega-3-Fettsäuren und B-Vitamine. Man kann Nüsse einfach fünf bis zehn Minuten lang bei 200 °C im Ofen rösten, mit Olivenöl beträufeln und mit süßen, herzhaften oder pikanten Kräutern und Gewürzen abwechslungsreich machen. Obst ist ebenfalls sehr praktisch, manche Sorten haben sogar ihre eigene Verpackung! Mit einem Stück Obst als Snack können Sie wirklich nichts falsch machen. Wenn Sie viel gehirngesunde Antioxidantien wollen, greifen Sie am besten zu Beeren.

Impulskäufe

Für die Fälle, in denen Sie unterwegs einen Happen brauchen, sollten Sie immer vorbereitet sein, indem Sie zu Hause Proviantttüten oder -dosen vorbereiten, die Sie auf dem Weg aus dem Haus schnell noch einpacken können. Sollten Sie doch einmal ohne Proviant unterwegs sein, können Sie im nächsten Supermarkt beispielsweise Nüsse, frisches Obst, Trockenfrüchte, hart gekochte Eier (meist bunt gefärbt bei den rohen Eiern) oder eine Dose Thunfisch (falls Sie eine Gabel dabeihaben) kaufen. Achten Sie beim Nüssesnacken auf die Menge. Eine Portion Nüsse hat ungefähr das Volumen eines Eis und passt auf Ihren Handteller.

IN ALLER KÜRZE

Fast Food und Fertigkost sind oft so vollgepackt mit Fett, Salz und Zucker, dass es für die Gesundheit von Hirn und Herz gefährlich wird. Schränken Sie den Verzehr dieser Nahrungsmittel so weit wie möglich ein und betrachten Sie sie nur als gelegentlichen Genuss. Fast Food bewirkt im Gehirn einen vorübergehenden Dopaminschub, der Sie glauben lässt, dass das Essen Sie glücklich gemacht hat. Dieser Effekt ist jedoch nur von kurzer Dauer und zieht eine dauerhaft verringerte Impulskontrolle und Entzündungsreaktionen im Gehirn nach sich. Da ein hoher Konsum von verarbeiteten Lebensmitteln unmittelbar mit schlechter psychischer Gesundheit korreliert, ist es wichtig, konsequent weniger davon zu essen.

- Ersetzen Sie Ungesundes durch Gesundes, um die Hirngesundheit zu fördern, beispielsweise gezuckertes Instant-Porridge durch Haferflocken mit Obst. Oder Erdbeermilcheis durch selbst gemachtes Sorbet.

- Machen Sie sich für jede Woche einen Speiseplan mit Gerichten, die reichlich hirnförderliche Zutaten enthalten.

- Kochen Sie zu Hause Ihr Lieblings-Restaurantessen nach und ersetzen Sie ungünstige Zutaten durch vorteilhaftere, gehirngesunde Zutaten.

- Räumen Sie Vorrats-, Kühl- und Gefrierschrank aus und entfernen Sie die weniger gesunden Lebensmittel – oder kaufen auf jeden Fall keine neuen mehr. Halten Sie verschiedene gesunde Lebensmittel vorrätig, damit Sie sie leicht in Ihren Speiseplan integrieren können.

- Halten Sie im Küchenschrank Provianttüten oder besser noch kleine wiederverwendbare Frischhalteboxen bereit, die Sie auf dem Weg aus dem Haus einfach in die Tasche stecke können, oder suchen Sie unterwegs nach gesunden Snacks.

9. KAPITEL

Koffein

Es scheint fast so, als wäre Koffein zum Lebenselixier der Weltbevölkerung geworden. Vom Morgenkaffee zum Bürokaffee, vom Kaffeekränzchen am Nachmittag bis zum Espresso nach dem Essen, überall wird Kaffee serviert. Bezieht man dann noch Cola, Energydrinks und schwarzen Tee mit ein, ist die Verfügbarkeit von Koffein jederzeit gewährleistet. Erst diese Woche habe ich im Supermarkt einen Proteinriegel mit Koffeinzusatz gesehen. Koffein ist ein legales Aufputschmittel, frei erhältlich und damit eine der am weitesten verbreiteten Drogen der Welt. Es ist ein Stimulans, was bedeutet, dass es die neurologische Aktivität im ganzen Körper erhöht. Koffein ist eine natürlich vorkommende Substanz, die in Kaffeebohne, Teeblatt und Kolanuss (in Cola), in Kakao (in Schokolade) und Guarana (in Energydrinks) vorkommt. Übrigens werden Nikotin, Amphetamine und Kokain auch aus Pflanzen gewonnen und sind demnach ebenfalls »natürlich«.

Durch seine stimulierende Wirkung, die jäh nachlässt, wenn das Koffein wieder vom Körper abgebaut wird, hat es einen direkten Einfluss auf das Gehirn und die seelische Verfassung. In diesem Kapitel erfahren Sie, wie sich Koffein auf das Gehirn und die psychische Gesundheit auswirkt, und wie Sie durch Reduktion Ihres Koffeinkonsums Ihre Gehirnleistung und Ihre geistige Gesundheit verbessern können.

DURCHWACHTE NÄCHTE

Nelson arbeitet als Sanitäter. Er hat seinen Arzt aufgesucht, um über seine Gesundheitsprobleme zu sprechen.

Arzt: *Hallo Nelson. Was führt Sie zu mir?*

Nelson: *Hallo, Herr Doktor. Ich fühle mich einfach miserabel.*

Arzt: *Erzählen Sie mir mehr.*

Nelson: *Ich bin total ausgebrannt. Ich schlafe schrecklich schlecht, einmal eingeschlafen, werde ich kaum wach, besonders wenn ich Schicht habe, und dann fühle ich mich den ganzen Tag fix und fertig. Als würde ich nie richtig wach werden.*

Arzt: *Was tun Sie derzeit, um damit zurechtzukommen?*

Nelson: *Ohne Kaffee und Energydrinks würde ich, glaube ich, nicht überleben.*

Arzt: *Wie viel davon trinken Sie pro Tag?*

Nelson: *Hm, also, ich trinke wohl mindestens vier große Becher Kaffee am Tag, wenn ich Schicht habe, und normalerweise noch ein oder zwei Energydrinks.*

Arzt: *Okay, da haben wir schon einen Grund, warum Sie sich so schlapp fühlen. Grob im Kopf gerechnet wür-*

de ich sagen, dass Sie gut 1000 Milligramm Koffein am Tag zu sich nehmen. Die empfohlene Tageshöchstmenge für Koffein beträgt nur 400 Milligramm.

Nelson: *Heiliger Bimbam! Hätte ich das geahnt! Aber ich habe das Gefühl, dass mich das den Tag wenigstens überstehen lässt.*

Arzt: *Ja, aber Koffein blockiert auch die Stoffe im Gehirn, die für guten Schlaf sorgen. Es verstellt außerdem die innere Uhr. Die Zeit, die Sie durchschlafen können, nimmt ab, und die Qualität des restlichen Schlafs wird stark beeinträchtigt. Übermäßiger Koffeinkonsum kann sogar zu Schlaflosigkeit und Schlafapnoe führen. Wenn die Wirkung des Koffeins dann nachlässt, können Kopfschmerzen, Energiemangel und Trägheit auftreten.*

Nelson: *Oh Mann. Kein Wunder, dass ich mich so mies fühle.*

Arzt: *Sprechen wir doch darüber, was Sie in Ihrem Leben ändern können, um wieder mehr Energie zu haben.*

Wie viel Koffein ist zu viel?

Viele Menschen haben rund um die Uhr einen derart hektischen Alltag, dass sie die empfohlene Koffeinmenge überschreiten. Der Tag hat für sie einfach nicht genug Stunden, um Arbeit, Familie und Haushalt, Bewegung, Selbstfürsorge, Erholung und Geselligkeit unter einen Hut zu bringen. Deshalb greifen sie zu Koffein, um über den Punkt der Erschöpfung hinaus wach und energiegeladen zu bleiben und alles zu schaffen. Aber die empfohlene Tagesmenge an Koffein beträgt 300 bis 400 Milligramm. Amerikanische Durchschnittserwachsene konsumieren 300 Milligramm Koffein pro Tag, in einer beliebigen Kombination aus Kaffee, Energydrinks, Schwarztee, Cola, aber auch Schokolade und Energieriegeln. Ein Becher Filterkaffee (150 Milliliter) enthält etwa 83 Milligramm Koffein. Eine gesunde Einzeldosis Koffein misst 200 Milligramm, aber manche Kaffeezubereitungen und Energydrinks liegen weit darüber. Bei einer Einnahme von über 500 Milligramm auf einmal hat Koffein die gleiche Wirkung wie Amphetamine.

Nach längerem regelmäßigem Konsum entwickelt der Körper, wie bei vielen Drogen, eine Toleranz gegenüber Koffein. Das bedeutet, dass dessen stimulierende Wirkung nachlässt und man eine immer höhere Koffeindosis benötigt, um die Wirkung zu verspüren. Kinder, Schwangere und Menschen mit Herzerkrankungen, Bluthochdruck oder Schlafstörungen sollten ihre Koffeinzufuhr einschränken, wenn nicht gar ganz abstellen. Der anfängliche Energieschub durch das Koffein erfolgt innerhalb der ersten Stunde nach dem Trinken, und seine spürbare Wirkung lässt größtenteils innerhalb von drei bis fünf Stunden nach, aber die Droge bleibt noch lange im Körper. Sie blockiert weiterhin Adenosinrezeptoren im Gehirn. Adenosin ist für die Regulierung der Herzfrequenz und für den Ausgleich zwischen Wachheit und Schlafbedürfnis zuständig.

Haben Kaffee und Tee auch Vorteile?

Bieten Kaffee und Tee trotz ihres Koffeingehalts gesundheitliche Vorteile? Tatsächlich liefern beide reichlich gehirnförderliche Antioxidantien, besonders Polyphenole. Ein maßvoller Kaffee- und Teekonsum ist eine effektive Möglichkeit, um Antioxidantien aufzunehmen. Kaffee- und Teekonsum werden mit einem herabgesetzten Risiko für Typ-2-Diabetes und mit der Stabilisierung des Blutzuckerspiegels in Verbindung gebracht. Studien haben ergeben, dass Kaffee die Verkalkung der Blutgefäße reduzieren und das Risiko von Herzerkrankungen senken kann. Maßvoller Kaffeekonsum wird mit einer geringeren Inzidenz von Lebererkrankungen wie Leberkrebs und Leberzirrhose assoziiert. Sowohl Kaffee- als auch Teekonsum gehen mit einer Senkung des Schlaganfallrisikos einher, da sie Entzündungen reduzieren, den Blutdruck senken und den Blutzuckerspiegel regulieren. Es wird noch erforscht, ob Kaffee und Tee Brust-, Prostata-, Eierstock- und Magenkrebs verhindern oder das Erkrankungsrisiko reduzieren können. Speziell im Zusammenhang mit dem Gehirn wurde festgestellt, dass die in Kaffee und Tee enthaltenen Antioxidantien im Gehirn angesammelte geschädigte Proteine lösen können, die mit der Entstehung von neurodegenerativen Erkrankungen zusammenhängen.

Je nachdem, welche gesundheitlichen Ziele Sie sich gesetzt haben, können die Vorteile des moderaten Kaffee- und Teetrinkens überwiegen. Vielleicht stellen Sie auch fest, dass Koffein für Ihre Psyche besonders schädlich ist, und entscheiden sich für einen kompletten Verzicht.

Wie Koffein aufs Gehirn wirkt

Wenn das Herz der Motor des Körpers ist, ist das Gehirn der Fahrer. Das Gehirn ist für Körperfunktionen wie Atmung, Herzfrequenz, Verdauung und Temperaturregulierung zuständig, aber auch für Gedächtnis, Gefühlsleben und Sprache. Chemische Substanzen wirken auf die Gehirnfunktion ein. Es gibt Botenstoffe wie Serotonin, Dopamin und Adrenalin, die von Natur aus im Gehirn vorkommen. Und dann gibt es extern zugeführte Stoffe, die ebenfalls die Hirnfunktion beeinflussen, unter anderem Koffein, Nikotin, Alkohol und illegale Drogen. Der Unterschied zwischen den beiden Arten besteht darin, dass die einen chemische Botenstoffe sind, die eine gute Wirkung auf das Gehirn ausüben, während die anderen die gesunde Gehirnfunktion beeinträchtigen. Koffein wirkt anregend, verhindert – je nach Menge – Ruhe, Entspannung und Schlaf und steigert die Schnelligkeit der Wahrnehmung, der emotionalen Reaktionen und der Reaktion auf Stress. Zu den Wirkungen des Koffeins gehört sogar, dass es das Demenzrisiko erhöht und die graue Substanz im Gehirn schädigen kann.

Erhöhtes Demenzrisiko

Der Zusammenhang zwischen Koffein und Demenz ist uneindeutig. Es gibt Belege dafür, dass Koffein das Risiko von Alzheimer und Demenz verringern kann, aber andererseits gibt es auch Grund zu der Annahme, dass eine übermäßige Koffeinaufnahme mit einem erhöhten Demenzrisiko verbunden ist. Anekdotisch spricht einiges dafür, dass das Verhältnis zwischen Koffein und Demenz viel mit dem Ausmaß des Koffeinkonsums zu tun hat. Eine umfangreiche britische Studie an mehr als 304.000 Erwachsenen hat ergeben, dass Personen, die mehr als 100 Milligramm Koffein am Tag zu sich nehmen, mit größerer Wahrscheinlichkeit eine Demenz egal welcher Ursache entwickeln. Demnach ist nicht das Koffein an sich für den kognitiven Verfall verantwortlich. Es ist vielmehr ein verstärkender Faktor in der aus Alter, Bewegungsmangel und hohem Blutzucker resultierenden Demenz.

Schädigung der grauen Substanz

Regelmäßiger, hoher Koffeinkonsum verringert die graue Substanz im Gehirn. Die graue Substanz ist die äußere Schicht des Gehirngewebes und macht 40 Prozent der Gehirnmasse aus. Sie enthält die Mehrheit der Nervenzellkörper des Gehirns und ist etwa zuständig für das Sehen, Hören, Fühlen, Sprechen und Erinnern. Sie leitet Informationen von der inneren weißen Substanz (zuständig für lebenswichtige Funktionen wie Herzfrequenz und Körpertemperatur) zu den entsprechenden Organen und umgekehrt. Schon nach einer zehntägigen Koffeinabstinenz regeneriert sich nachweislich die zuvor abgebaute graue Substanz.

Koffein und Adenosin

Koffein wirkt als Adenosin-Gegenspieler (Antagonist). Adenosin ist zuständig für die Regulierung von Prozessen wie Herzfrequenz, Wachheit und Schlaf. Ein Rezeptorantagonist ist ein Stoff, der die Neurotransmission beschränkt oder verhindert. Nehmen wir eine Metapher aus dem Fußball: Das Adenosin ist der Ball, der Rezeptor ist das Tor, und das Koffein agiert als Torwart und wehrt das Adenosin ab. Wenn jedoch Signale blockiert werden, werden die entsprechenden physiologischen Prozesse gehemmt oder ganz gestoppt. Koffein hindert also das Gehirn daran, das Adenosin effektiv zu nutzen, und kann dadurch die Herzfrequenz und das Wach- und Schlafmuster aus dem Gleichgewicht bringen.

Wie Koffein auf die Psyche wirkt

Die Wechselwirkung zwischen Koffein und Psyche ist recht kompliziert. Mit Wachheit, Energie und erhöhter Konzentration kann Koffein vorübergehend und auf künstliche Weise die Symptome von Depressionen oder ADHS lindern oder überlagern. Wenn Sie auf Koffein angewiesen sind, um sich nicht depressiv zu fühlen oder überhaupt alltägliche Aufgaben zu bewältigen, ist es möglicherweise an der Zeit, sich psychologische Hilfe zu suchen.

Andererseits kann die stimulierende Wirkung des Koffeins Angstzustände, Sorgen und Panikattacken verschlimmern. Die ultrawache, nervöse Energie während eines Koffeinschubs kann sich für jemanden, der an einer Angst- oder Panikstörung leidet, sehr ähnlich wie echte Angst oder Panik anfühlen, was dann womöglich eine tatsächliche Angst- oder Panikattacke auslöst. Koffein kann sogar abhängig machen und Suchtverhalten hervorbringen. Ein Mangel an Koffein löst in dem Fall Entzugserscheinungen aus, die einem Drogen- oder Alkoholentzug ähneln. Es gibt zahlreiche Studien über die komplexe Beziehung zwischen Koffeinabhängigkeit und psychischen

Erkrankungen. Aber da Koffein legal, gesellschaftlich akzeptiert und frei erhältlich ist, kann man die persönliche Dosis jederzeit frei wählen und ändern, was präzise Forschungen erschwert. Die Daten deuten stark darauf hin, dass Koffein bei Angststörungen, Zwangsstörungen, Aufmerksamkeitsdefizitstörungen sowie bipolaren und manischen Störungen schädlich sein kann. Andere Daten lassen dagegen vermuten, dass Koffein bei wohldosierter Anwendung Menschen mit Depressionen und sogar solchen mit Aufmerksamkeitsdefizitstörung und Zwangsstörung guttun kann. Wenn bei Ihnen eine psychische Erkrankung vermutet wird oder bereits diagnostiziert wurde, sollten Sie Ihren Koffeinkonsum mit Ihrem Therapieteam besprechen und sich individuell und fachkundig beraten lassen.

Koffeinkonsum einschränken

Eine Ernährungsumstellung kann eine große Herausforderung sein, besonders bei Substanzen, die so fest im Alltag verankert sind wie Koffein. Viele Menschen schalten direkt nach dem Aufwachen die Kaffeemaschine ein, holen sich auf dem Weg zur Arbeit noch einen Becher Kaffee auf die Hand und freuen sich zum Mittagessen auf ihre Cola. Das sind Gewohnheiten, die womöglich schwer zu ändern sind. Und eine maßvolle Koffeinversorgung ist höchstwahrscheinlich in Ordnung und kann sogar einige Vorteile für das Gehirn haben. Denken Sie daran: 300 bis 400 Milligramm Koffein pro Tag gelten als unbedenklich, genauer: 5,7 Milligramm Koffein pro Kilogramm Körpergewicht. Falls Sie derzeit mehr als diese

Tagesmenge an Koffein zu sich nehmen, lassen die Vorteile nach, und die Nachteile für Gehirn und Psyche überwiegen. Mit den folgenden einfachen Tipps schaffen Sie den Ausstieg.

Allmählich reduzieren

Falls Koffein ein fester Bestandteil Ihrer Ernährung ist, ist ein »kalter Entzug«, also einfach von heute auf morgen ganz auf Koffein zu verzichten, vielleicht nicht der angenehmste Weg, denn das könnte Kopfschmerzen, Launenhaftigkeit und Lethargie mit sich bringen. Eine allmähliche Reduzierung ist daher ratsam. Angenommen, Sie trinken morgens drei Tassen Kaffee, am Vormittag noch eine Tasse, zum Mittagessen einen Eistee und zum Abendessen eine Cola. Lassen Sie möglichst zuerst den Vormittagskaffee weg, dann die Cola am Abend und so weiter, bis Sie jeden Tag nur noch ein koffeinhaltiges Getränk trinken. Dann liegen Sie sicher unter der empfohlenen Koffeinobergrenze. Eine andere Möglichkeit wäre, vorübergehend auf Cappuccino umzusteigen, der hat weniger Koffein als eine Tasse Kaffee. Aber achten Sie auf die richtige Milch(ersatz)wahl und verzichten Sie auf Zucker.

Abwechslung

Wenn es Ihnen bei der allmählichen Einschränkung der Koffeinzufuhr schwerfällt, die Anzahl der Tassen pro Tag zu senken, können Sie Ihre Koffeingetränke auch verdünnen. Nehmen Sie nur halb so viele Teeblätter (oder doppelte Menge Wasser auf einen Teebeutel), füllen Sie eine ¾ Tasse Kaffee mit heißem Wasser auf oder strecken Sie Ihre Cola mit 25 Prozent Sprudel. Der Geschmacksunterschied wird wahrscheinlich minimal sein. Im Café können Sie zudem alle möglichen koffeinarmen oder koffeinfreien Getränke bestellen. Probieren Sie beim nächsten Mal den entkoffeinierten Kaffee oder steigen Sie von schwarzem Tee zu Kräutertee um. Wenn Sie das Cremige, Schaumige lieben, können Sie einen Chai (Gewürztee) Latte mit Hafermilch wählen. Chai gibt es im Handel und in der Gastronomie mit und ohne Schwarztee. Fragen Sie danach.

Sportliche Tätigkeit

Ist es nicht unglaublich, dass schon 30 Sekunden intensives Krafttraining oder 20 Minuten flottes Spazieren dem Gehirn den gleichen Energieschub verpassen können wie eine Tasse Kaffee? Das stimmt wirklich. Bewegung hat unzählige Vorteile, nicht nur für den Körper, sondern auch für das Hirn. Bewegung regt den Kreislauf an und verbessert so die Wahrnehmung und Konzentration. Kreislauftraining eignet sich besonders gut als Ersatz für Koffein und ist gut für Gedächtnis und Konzentration. Erwiesenermaßen lindert Bewegung auch die Symptome des Koffeinentzugs. Im Verbund mit all den anderen Vorteilen sportlicher Betätigung scheint sie ein ziemlich guter Ersatz für Koffein zu sein.

Koffein als Faktor bei Schlafstörungen

Koffein blockiert die Botenstoffe im Gehirn, die guten Schlaf fördern. Zudem verstellt es auch die innere Uhr. Koffein verursacht Einschlaf- und Durchschlafstörungen und verringert die Schlafqualität. Am stärksten wirkt es sich auf den Tiefschlaf aus, die erholsamste und ruhigste Schlafphase. Das führt dazu, dass man sich morgens nicht ausreichend erholt und träge fühlt. Übermäßiger Koffeinkonsum kann sogar zu Schlaflosigkeit und Schlafapnoe führen.

Die weitergehenden Auswirkungen von schlechter Schlafqualität und Schlafmangel betreffen jedoch auch massiv die psychische und neurologische Gesundheit. Schlafstörungen stehen in direktem Zusammenhang mit vermehrt negativen Emotionen, vermindern positive Emotionen und es kommt zu einer weniger effektiven Stressbewältigung. Schlafmangel kann das Auftreten und die Intensität von Angstzuständen und depressiven Symptomen fördern. Schwerer Schlafentzug wird sogar mit Selbstmord in Verbindung gebracht – nicht ohne Grund wird Schlafentzug seit jeher als Foltermethode eingesetzt.

Schlafmangel hat erhebliche Auswirkungen auf die Gesundheit des Gehirns. Er geht mit einer Beeinträchtigung der Denk-, Erinnerungs- und Entscheidungsfähigkeit einher. Im Schlaf schaltet das Gehirn in den Aufräum- und Entsorgungsmodus. Das bedeutet, dass die Gehirn-Rückenmarks-Flüssigkeit (die das Gehirn polstert) abgeführt und ersetzt wird. Diese Flüssigkeit enthält Proteinablagerungen, die mit neurodegenerativen Erkrankungen in Zusammenhang stehen. Wird dieser »Abfall« nicht entfernt, wirkt er toxisch auf das Gehirn.

Alternativen zu koffeinhaltigen Getränken

Wenn Sie vorhaben, Ihren Koffeinkonsum zu reduzieren, sollten Sie beachten, dass es eine Reihe von Alternativen gibt, die ein ähnliches Geschmackserlebnis bieten wie das Original, allerdings ohne die negativen Nebenwirkungen. Wenn heißer Kaffee Ihr Ding ist, können Sie sich bei koffeinfreiem Kaffee den gleichen Geschmack und die gleiche Wärme holen. Bevorzugen Sie eine Tasse Tee oder ein frisches Glas Eistee, ist Kräutertee ein perfekter Ersatz und bietet sogar eine noch größere Auswahl an Aromen. Falls Cola Ihr Laster ist, können Sie zu Mineralwasser wechseln – praktisch Cola, nur ohne alle künstlichen Farbstoffe und Aromen, Zucker, Süßstoff und Koffein.

Entkoffeinierter Kaffee

Entkoffeinierter Kaffee wird aus den gleichen Bohnen wie koffeinhaltiger Kaffee hergestellt, aber das Koffein wird den Kaffeebohnen durch Wasser, andere chemische Lösungsmittel oder eine Kombination aus beidem entzogen. Entkoffeinierung gilt als unbedenklich und entfernt bis zu 97 Prozent des Koffeins aus den Kaffeebohnen. Eine Tasse entkoffeinierter Kaffee enthält die vernachlässigbare Menge von etwa 2 Milligramm Koffein, sodass man praktisch von einem koffeinfreien Getränk sprechen kann, das man zu jeder Tageszeit genießen kann. Während der Entwöhnungsphase von hohen Koffeinmengen können Sie sich Kaffee aus halb entkoffeiniertem und halb koffeinhaltigem Pulver zubereiten oder bestellen, bis Sie das Gefühl haben, dass Sie kein Koffein mehr benötigen. So werden körperliche Symptome reduziert.

Kräutertee

Grün- und Schwarztee wird aus den Blättern von Teesträuchern gebraut. Kräutertee wird aus Blättern und Blüten von verschiedenen anderen Pflanzen, aus Kräutern und Gewürzen gebraut. Auch wenn Kräutertee also faktisch gar kein Tee ist, wird er auf die gleiche Weise zubereitet und genossen: Man lässt ihn in heißem Wasser ziehen und genießt ihn (meist) als Heißgetränk. Kräutertees, terminologisch korrekt: Aufgüsse, sind sehr aromatisch und können auch mit anderen Zutaten wie getrockneten Früchten angereichert sein. Der Genuss von Kräutertee kann genauso befriedigend sein wie von schwarzem oder grünem Tee, nur ohne die Nachteile von Koffein. Und es gibt so viele Sorten, dass schon das Probieren Spaß macht.

Sprudelwasser

Mineralwasser mit Kohlensäure ist der perfekte Ersatz für Cola. Wer sich mit Wasser ohne alles noch nicht anfreunden mag, kann zahlreiche Sorten von Sprudel ohne Zucker (und ohne künstliche Süßstoffe) in allerlei Geschmacksrichtungen kaufen. Noch cleverer ist es, reines Sprudelwasser zu kaufen und mit frischem Obst oder einem Spritzer Frucht- oder Zitrussaft für zusätzlichen Geschmack zu sorgen. Nach längerem Verzicht auf Cola werden Sie bei erneutem Probieren wahrscheinlich feststellen, dass sie ekelhaft süß schmeckt, einen unangenehmen Nachgeschmack hinterlässt und gar nicht so erfrischend und durststillend ist wie Wasser oder Sprudelwasser.

IN ALLER KÜRZE

Beim Koffein kommt es – wie bei fast allem – auf das richtige Maß an, denn Koffein hat in niedrigeren Mengen Vorteile, aber auch klare Nachteile, wenn es im Übermaß konsumiert wird. Solange Sie sich an die empfohlene Höchstmenge von 300 bis 400 Milligramm pro Tag halten, gilt Koffein als für die Gehirngesundheit unbedenklich. Aber es ist wichtig, Koffein als das zu erkennen, was es ist: eine Droge. Ob Sie diese chemische Substanz in Ihrer Ernährung zulassen oder sie lieber ausschließen möchten, hängt von Ihren individuellen Gesundheitszielen ab.

- Amerikanische Durchschnittserwachsene nehmen 300 Milligramm Koffein pro Tag zu sich und bleiben damit innerhalb der unbedenklichen Grenzen. Wenn nach dem Morgenkaffee oder -tee über den Tag verteilt noch Energydrinks oder Cola dazukommen, summiert sich das sehr schnell.

- Überschüssiges Koffein behindert und verändert gesunde Prozesse im Gehirn und im Körper, besonders Wach- und Schlafmuster, ganz zu schweigen von Kognition, Gedächtnis und Emotionen. Übermäßiger Koffeinkonsum lässt sogar die graue Substanz im Gehirn schrumpfen.

- Um die Koffeinzufuhr zu begrenzen, können Sie den Koffeinkonsum allmählich einschränken, Ihren Kaffee oder Tee mit Wasser verdünnen oder einfach Sport treiben, was der beste Weg ist, sowohl kurz- als auch langfristig Energie zu tanken.

- Entkoffeinierter Kaffee, Kräutertee und Mineralwasser sind ausgezeichnete Alternativen zu koffeinhaltigen Getränken.

10. KAPITEL

Alkohol

Wie Koffein ist auch Alkohol eine legale Droge, die weltweit regelmäßig genossen wird. Während Koffein als Stimulans zur Steigerung der Wachheit konsumiert wird, befindet sich Alkohol auf der gegenüberliegenden Seite des neurologischen Spektrums und wirkt sedierend (beruhigend/betäubend). Alkohol verstärkt die Wirkung eines Botenstoffs namens GABA (Gamma-Aminobuttersäure), der den neurologischen Signalaustausch hemmt und die Arbeit des zentralen Nervensystems bremst. Das zentrale Nervensystem steuert willkürliche Bewegungen, also unter anderem das Gehen und Sprechen, aber auch unwillkürliche Bewegungen wie das Atmen oder Blinzeln.

Alkoholkonsum macht die Wahrnehmung unpräzise und diffus, beeinträchtigt das Erinnerungsvermögen, erschwert das deutliche Sprechen und verlangsamt Atmung und Herzfrequenz. All diese Auswirkungen klingen sehr negativ, warum also trinken Menschen überhaupt? Nun, abgesehen von der Tatsache, dass die beruhigende, entschleunigende, betäubende Wirkung Stresssymptomen entgegenwirkt, verstärkt Alkohol auch die Wirkung des Dopamins. Dadurch entsteht beim Trinken ein lustvolles Gefühl, was zu Sucht führen kann. In diesem Kapitel erfahren Sie, wie sich Alkohol auf Gehirn und Psyche auswirkt, wie Sie Ihren Alkoholkonsum einschränken und maßvoll trinken können, und welche Alternativen zu alkoholischen Getränken es gibt.

EINS KOMMT ZUM ANDEREN

Jay ist 32 und arbeitet im telefonischen Kundendienst für ein großes Einzelhandelsunternehmen. Jay geht zum ersten Mal zur Therapeutin, um herauszufinden, wie der Alkohol seine geistige Gesundheit und sein allgemeines Wohlbefinden beeinflusst. Jay ist Mitte 20, ist sehr viel mit Freunden auf Partys, in Bars und Clubs gegangen und hatte viel Spaß. Beim Ausnüchtern am nächsten Tag fühlte sich Jay oft einsam, deprimiert und hoffnungslos, bekam Angst vor den anstehenden Aufgaben und zählte die Stunden, bis es endlich wieder etwas zu trinken gab. Zu dieser Zeit kam Jay gar nicht auf die Idee, dass Alkohol ein Problem sein könnte, hielt das Ganze einfach für das normale Verhalten einer jungen Person mit Stress im Job.

Irgendwann fing Jay jedoch an, in Bars und auch zu Hause alleine zu trinken – genau genommen trank Jay sich selbst in den Schlaf. Ungefähr zu dieser Zeit bemerkte Jay, dass der Alkohol nötig war, um die Depression zu bekämpfen, die bereits alles anderes überlagerte. Das Trinken ließ vorübergehend die Antriebslosigkeit und Traurigkeit vergessen und ersetzte die negativen Gefühle durch eine entspannte Heiterkeit. Aber leider dämmerte am nächsten Morgen immer ein weiterer Arbeitstag herauf. Die Depression hatte Jay vollständig im Würgegriff, und Jay erkannte langsam, dass das Trinken zum Problem geworden war. Auf Basis der Verhaltensmuster, die zu diesem Dilemma geführt hatten, stellte die Therapeutin einen handfesten Rettungsplan auf: Teilnahme an Treffen der Anonymen Alkoholiker, Eingestehen des Problems gegenüber einem engen Kreis von Unterstützern plus regelmäßige Therapietermine zur Behandlung der Depression.

Was »In Maßen trinken« wirklich bedeutet

»In Maßen« hört sich erst einmal unkonkret an, aber Institutionen wie Centers for Disease Control and Prevention, Dietary Guidelines for Americans, National Health Service und National Institute on Alcohol Abuse and Alcoholism sind zu einem Konsens gekommen. Die Empfehlungen gelten für gesunde Menschen über 21 Jahren. Personen unter 21, Schwangere, trockene Alkoholiker, Personen mit alkoholbedingten Erkrankungen oder solche, deren Medikamente eine Wechselwirkung mit Alkohol haben, sollten überhaupt keinen Alkohol trinken.

	MÄNNER	**FRAUEN**
Alkoholische Getränke pro Tag	regelmäßig höchstens 2	regelmäßig höchstens 1
Alkoholische Getränke pro Woche	einmal höchstens 4 pro Tag, oder insgesamt 14 pro Woche	einmal höchstens 3 pro Tag, oder insgesamt 7 pro Woche

Mit einem Getränk kann gemeint sein:

- 4 Zentiliter Spirituosen (also ein Doppelter oder zwei Kurze)
  Hinweis: Die meisten Cocktails enthalten 4 Zentiliter Alkohol, manche aber auch das Doppelte oder Dreifache. Ein Mixgetränk kann also bereits mehr als eine Portion Alkohol enthalten.

- 0,15 Liter Wein
  Hinweis: Ein Standardglas in der Gastronomie enthält 0,2 Liter. Zu Hause sind die Gläser möglicherweise noch größer oder voller. Ein volles Glas Wein kann also leicht mehr als eine Portion Alkohol sein.

- 0,25 Liter Starkbier
  Hinweis: Eine große Flasche Starkbier (0,5 Liter) enthält bereits zwei Portionen Alkohol.

- 0,35 Liter Bier
  Hinweis: Eine kleine Bierflasche enthält 0,33 Liter.

Ist ein Glas Rotwein gesund?

Die Empfehlung, ein Glas Rotwein pro Tag sei gesund, ist weit verbreitet, so wie ein Apfel am Tag. Aber ob man wirklich ein Gläschen auf die Gesundheit trinken sollte oder nicht, hängt vom individuellen medizinischen und psychischen Zustand ab.

Rotwein enthält wie Bier und Spirituosen Alkohol, aber dank der Frucht, aus der er gekeltert wird, hat er einige Vorteile. Wein ist vergorener Traubensaft. Rotwein wird aus einer Vielzahl dunkler Trauben fermentiert. Diese Trauben sind reich an Antioxidantien und entzündungshemmenden Verbindungen. Rotwein ist reich an einem Antioxidans: Resveratrol.

Es gibt starke empirische Nachweise dafür, dass das Resveratrol im Rotwein der Herzgesundheit zugutekommt und das Risiko von Herzerkrankungen senken kann. Rotwein kann herzschützende Eigenschaften haben. Allerdings beziehen sich viele der Belege für die gesundheitlichen Vorteile von Rotwein auch auf eine allgemein gesunde Ernährung und hängen nicht direkt mit dem Wein an sich zusammen. Die Polyphenole im Rotwein als Präbiotikum können der Darmgesundheit nützen, wie es auch bei fermentierten Lebensmitteln der Fall ist.

Auf jeden Fall sind dunkle Trauben und vor allem auch Preiselbeeren und rote Johannisbeeren eine bessere Quelle für Resveratrol als Wein, denn sie sind nicht verarbeitet. Idealerweise bezieht man Antioxidantien und andere Nährstoffe direkt aus der natürlichen Quelle. Außerdem erspart man sich dadurch die negativen Auswirkungen des Alkohols, der ehrlicherweise ein Nervengift ist.

Das Hirn unter Alkoholeinfluss

Wie jede andere Droge beeinflusst Alkohol Gehirn und Körper, indem er gesunde Prozesse stört. Darum sollte das Trinken von Alkohol nicht verharmlost werden und auf verantwortungsbewusste und informierte Weise erfolgen. Alkohol hemmt die neurologische Übertragung sowie bestimmte Funktionen des zentralen Nervensystems – eben deswegen trinken viele Menschen. Aber durch die Fehlregulierung der Dopaminausschüttung kann Alkohol Depressionen, Stimmungsschwankungen und Abhängigkeit verursachen. Über die Maßen konsumierter Alkohol schädigt Zellen in der grauen und weißen Substanz des Gehirns und beeinflusst folgende Hirnregionen:

- Großhirnrinde (Bewusstsein, Sehen, Berühren, Hören, Emotionen, Sprache, Persönlichkeit und Lernfähigkeit)
- Hypothalamus und Hypophysensystem (Körpertemperatur, Hormone, Wachstum, Emotionen, Verhalten und Schlafzyklus)
- Markhirn (Medulla oblongata) (Herzfrequenz und Atmung)
- Hippocampus (Gedächtnis und Lernen)

Schon ein alkoholisches Getränk kann das Gleichgewicht der physiologischen Körperfunktionen empfindlich stören. Häufigerer und stärkerer Alkoholkonsum bringt die Botenstoffe, das Denk- und Erinnerungsvermögen durcheinander.

Erhöhtes Schlaganfallrisiko

Alkoholkonsum ist mit einem erhöhten Risiko für einen ischämischen und hämorrhagischen Schlaganfall verbunden (bei einem ischämischen Schlaganfall verstopft ein Blutgerinnsel das Gefäß, bei einem hämorrhagischen reißt das Gefäß und hat eine Hirnblutung zur Folge). Je exzessiver der Alkoholkonsum, desto höher das Schlaganfallrisiko. Es besteht ein direkter kausaler Zusammenhang zwischen Alkoholkonsum und mehreren Erkrankungen, die das Schlaganfallrisiko erhöhen, darunter:

- Blutdruckhochdruck
- Typ-2-Diabetes
- Übergewicht (alkoholische Getränke sind kalorienreich)
- Vorhofflimmern und Herzrhythmusstörung
- übermäßige oder unkontrollierbare Blutungen bei Einnahme von blutverdünnenden Medikamenten

Kognitive Beeinträchtigung

Als Beruhigungsmittel verlangsamt Alkohol die Signalübertragung im Gehirn. Stellen Sie sich vor, dass Ihre Hirnzellen kleine Beinchen haben und plötzlich durch Honig waten müssen statt durch Wasser. Sie werden träge, lahm und ausgebremst. Diese Verlangsamung der neurologischen Nachrichtenübermittlung führt zu Sprechschwierigkeiten: Die Zunge wird »schwer«, man spricht undeutlich und passende Wörter wollen einem nicht einfallen. Dazu kommen eine allgemeine Verlangsamung der Denkvorgänge, eine Einschränkung des Arbeitsgedächtnisses, Konzentrations- und Aufmerksamkeitsprobleme und eine herabgesetzte Impulskontrolle. Studien haben ergeben, dass regelmäßiger Alkoholkonsum den altersbedingten kognitiven Abbau beschleunigt.

Gehirnschrumpfung

Alkohol beschädigt Zellen in der grauen und weißen Substanz des Gehirns. Beschädigte Zellen werden im Rahmen der regulären »Abfallbeseitigung« entfernt, sodass die Gehirnmasse abnimmt und das Gehirn tatsächlich schrumpft. Wenn also eine Person regelmäßig viel trinkt, hat das Gehirn nicht genug Zeit zur Regeneration, also zur Bildung neuer Zellen, weil die regenerierten Teile gleich wieder geschädigt werden. Die Schrumpfung schädigt dauerhaft alle Teile des Gehirns, besonders die Großhirnrinde, die für Bewusstsein, Sehen, Berühren, Hören, Emotionen, Sprache, Persönlichkeit und Lernfähigkeit zuständig ist, das Hypothalamus- und Hypophysensystem, zuständig für Körpertemperatur, Hormone, Wachstum, Emotionen, Verhalten und Schlafzyklus, das Markhirn, zuständig für Herzfrequenz und Atmung, und den Hippocampus, zuständig für Gedächtnis und Lernen.

Wie Alkohol auf die Psyche wirkt

Gehirnchemie und psychische Gesundheit sind untrennbar miteinander verbunden, genauso wie Alkoholkonsum und Psyche. Psychische Erkrankungen können durch ein Ungleichgewicht oder eine Anomalie der Gehirnchemie entstehen und können auch stark durch Verhaltensweisen wie übermäßiges Trinken beeinflusst werden. Abgesehen von den direkten Auswirkungen auf das Gehirn beeinträchtigt der Alkoholkonsum auch die Selbstbeherrschung und Impulskontrolle, was zu unüberlegten Entscheidungen, zu Verletzungen durch mangelnde Körperbeherrschung und zu Verschlechterungen zwischenmenschlicher Beziehungen führen kann. Schon ein alkoholisches Getränk verändert die Gehirnchemie, wenn auch nur vorübergehend. Bei bereits bestehenden psychischen Erkrankungen wirkt Alkohol noch einmal ganz anders.

Angststörung: Als Beruhigungsmittel kann Alkohol jemandem mit Angststörung ein richtig gutes Gefühl geben, weil er eine entschleunigende, beruhigende Wirkung hat. Diese Entspannung ist allerdings nur vorübergehend, denn sobald der Rausch nachlässt, kehrt die Angst zurück. Dadurch entsteht ein gefährlicher Kreislauf, der zur Alkoholabhängigkeit führen kann. Die Angstgefühle werden oft noch schlimmer, wenn die Entspannung nachlässt.

Bipolare Störung: Alkohol hat eine ganz spezielle Wirkung auf die Phasen einer Bipolaren Störung. Er steigert den Höhenflug während der Manie und vertieft die Depressionsphase. Wer in einer manischen Phase Alkohol trinkt, empfindet extreme Freude an allen Aktivitäten, aber der Absturz in die Depression ist dann umso schmerzhafter. Menschen mit einer Bipolaren Störung entwickeln mit exponentiell höherer Wahrscheinlichkeit eine Alkoholsucht als Gesunde.

Depression: Wozu greift jemand zu einem Beruhigungsmittel, wenn er bereits depressiv ist? Zum Vergessen oder zum Wohlfühlen. Durch Beeinflussung der Dopaminfreisetzung und -wiederaufnahme lässt Alkohol ein falsches Lustgefühl entstehen. Außerdem hemmt er das Denk- und Erinnerungsvermögen, sodass die Depression weniger nah wirkt. Alkohol interagiert außerdem gefährlich mit Antidepressiva. Negative Gefühle werden oft schlimmer, sobald der Alkoholrausch nachlässt.

Alkohol und Medikamente, ein explosives Gemisch

Wenn Sie ein rezeptpflichtiges Medikament abholen, bekommen Sie dazu oft eine Warnung von dem Apotheker oder vom Beipackzettel (oder von beiden): bitte während der Einnahme des Medikaments keinen Alkohol trinken. Zwischen Alkohol und Medikamenten besteht eine gefährliche Beziehung, denn das eine kann die Wirkung des anderen verstärken oder verringern.

Nähmen Sie beispielsweise ein Medikament ein, das für Sie lebensnotwendig ist, würden Sie gewiss alles vermeiden, was die lebensrettenden Eigenschaften des Medikaments beeinträchtigt. Aber das gilt für alle Medikamente. Wahrscheinlich nehmen Sie das Medikament ein, um ein gesundheitliches Problem zu lösen oder ein Symptom zu lindern. Da möchten Sie gewiss nicht, dass irgendetwas die Wirksamkeit dieses Medikaments verringert.

Besonders Psychopharmaka können in Kombination mit Alkohol das Wahrnehmungs-, Entscheidungs- und Erinnerungsvermögen und die motorischen Fähigkeiten drastisch beeinträchtigen. Kombiniert man Alkohol mit Antipsychotika und anderen Beruhigungsmitteln, kann dies dazu führen, dass man weniger aufmerksam ist, extrem schläfrig wird und die Motorik weniger unter Kontrolle hat. Bei Einnahme von Alkohol zusammen mit Stimulanzien scheinen sich die Wirkungen gegenseitig aufzuheben, sodass man kaum merkt, wie berauscht man eigentlich ist – das kann gefährlich werden. Wird Alkohol mit Opiaten kombiniert, kann die Atmung verlangsamt, können Blutdruck und Puls gesenkt werden, was letztendlich zu Bewusstlosigkeit und sogar zum Tod führen kann.

Alkoholkonsum senken

Wie Alkohol das Gehirn und die Psyche beeinflusst, wissen Sie nun. Je nach Ihrem persönlichen Gesundheitszustand und Ihrer psychischen Situation halten Sie es darum möglicherweise für vorteilhaft, Ihren Alkoholkonsum in Zukunft einzuschränken. Gewohnheiten zu ändern kann unglaublich schwierig sein, besonders wenn diese Gewohnheiten durch suchterzeugende Substanzen beeinflusst werden. Es mag sinnvoll sein, sich für die Senkung des Alkoholkonsums ärztliche oder psychologische Unterstützung zu suchen.

Alkohol weniger zugänglich machen

»Aus den Augen, aus dem Sinn« ist aus gutem Grund ein Sprichwort. Dahinter steckt eine weit verbreitete und bewährte Methode, um so etwas wie Alkohol (aber auch andere Verlockungen) aus seinem Leben fernzuhalten. Wenn nach einem langen, anstrengenden Arbeitstag kühles Bier im Kühlschrank wartet, macht man viel eher eines auf als wenn gar kein Bier im Haus ist. Wenn man das Haus alkoholfrei hält, kann das den Alkoholkonsum schon stark reduzieren, da er dann auf gesellige Situationen beschränkt ist.

Um Unterstützung bitten

Die Unterstützung von Menschen, denen man Liebe und Vertrauen entgegenbringt, kann das mächtigste Hilfsmittel bei der Änderung der Lebensweise und der Gewohnheiten sein. Es kann unglaublich hilfreich und kraftspendend sein, einen

Partner oder einen Freundeskreis zu haben, denen man Rechenschaft schuldet, denen man sich anvertrauen kann, mit denen man Siege feiern, aber auch Rückschläge besprechen und Mitgefühl und Vergebung austauschen kann. Sie müssen es nicht allein schaffen. Es gibt auch Selbsthilfegruppen wie die Anonymen Alkoholiker (AA). Dort erhalten Sie eine Fülle von Informationen, auch wenn Sie sich selbst nicht als Alkoholiker betrachten. In Deutschland ist unter anderem die Hotline »Sucht & Drogen« der Bundeszentrale für gesundheitliche Aufklärung unter der Telefonnummer 01806-31 30 31 täglich und rund um die Uhr erreichbar.

Gut essen und trinken

Bleiben Sie hydriert und gut ernährt, denn das kann sehr bei der Reduzierung des Alkoholkonsums helfen. Wenn man mit gutem Essen und Wasser versorgt ist, fühlt sich der Körper im Idealfall ziemlich gut an und hat genug Energie für Tätigkeiten, die auch ohne Alkohol Freude machen. Theoretisch kann dies einige psychische Probleme lindern und das Verlangen zu trinken verringern. Das klingt vielleicht zu simpel, aber Flüssigkeitszufuhr und ausgewogene Ernährung sind wichtige Faktoren für die Gesundheit von Hirn und Psyche und für ein gesundes Leben im Allgemeinen.

Ersatz für alkoholische Getränke

Egal ob Sie sich für maßvollen Alkoholkonsum oder für strenge Abstinenz entscheiden, Ihnen steht eine große Auswahl an alkoholfreien Getränken zur Verfügung. Das Angebot an alkoholfreien und alkoholarmen Getränken hat in den letzten Jahren enorm zugenommen und gilt als eines der am schnellsten wachsenden Marktsegmente. Immer mehr Menschen beschließen, ganz »trocken« zu werden oder zu bleiben oder trockene Phasen wie den Dry January einzuschieben. Alkoholalternativen finden ihren Weg in Restaurants und Bars und bieten all jenen Genuss, die lieber keinen Alkohol trinken möchten.

Alkoholfreies Bier

Angesichts der immensen Beliebtheit von Bier und dem zunehmenden Streben nach weniger Alkohol haben Brauereien den perfekten Kompromiss gefunden: alkoholfreies Bier. Craft-Brauereien mischen auch schon mit, und es gibt sogar Bierverkostungen, bei denen man unterschiedliche alkoholfreie Biere aus der ganzen Welt probieren kann. Bier darf als »alkoholfrei« gekennzeichnet werden, wenn es weniger als 0,5 Volumenprozent Alkohol enthält. Der Alkohol kann durch Verdampfung oder Filterung entfernt werden. Es gibt auch einen wachsenden Markt für alkoholfreien Wein, der ebenfalls maximal 0,5 Prozent Alkohol enthalten darf.

Mocktails

Mocktails sind schlicht und einfach Cocktails ohne Alkohol. Man kann fast jeden Cocktail zu einem Mocktail machen (oder an der Bar machen lassen), indem man den Alkohol weglässt. Um das Volumen der fehlenden Spirituose zu ersetzen, fügt man mehr Saft oder Limonade hinzu. Mocktails sind köstlich und machen es leicht, ohne die negativen Wirkungen von Alkohol an Geselligkeiten teilzunehmen, bei denen getrunken wird. Vielleicht haben Sie schon einmal für sich oder ein Kind eine solche Alternative bestellt, um einen besonderen Anlass zu feiern.

Kombucha

Von allen alkoholfreien Alternativen ist Kombucha möglicherweise die gesündeste. Kombucha ist ein fermentiertes Getränk aus schwarzem oder grünem Tee mit Fruchtsaft, das einen süß-sauren Geschmack und etwas Kohlensäure hat. Kombucha hat also die antioxidativen Vorteile von Tee und Fruchtsaft, kombiniert mit den probiotischen Vorteilen der Fermentation. Kombucha bekommt durch die Gärung einen sehr geringen Alkoholgehalt (weniger als 0,5 Volumenprozent, Bier liegt zwischen 3,5 und 7 Prozent und Wodka bei etwa 50 Prozent). Im Handel erhältlicher Kombucha gilt als alkoholfrei.

IN ALLER KÜRZE

Alkohol ist wie Koffein eine legale Droge, die die psychische und neurologische Gesundheit nachteilig beeinflussen kann. Alkohol wirkt auf das Gehirn, indem er die Signalübermittlung stört und die Hirnsubstanz schädigt. Er erhöht das Schlaganfallrisiko, beeinträchtigt die kognitiven Fähigkeiten und lässt sogar die Gehirnmasse schrumpfen. Alkohol beeinflusst auch die Psyche, indem er die Gehirnchemie vorübergehend so verändert, dass man sich gut fühlt. Dies kann jedoch in einen Kreislauf der Abhängigkeit führen.

- Wenn man überhaupt Alkohol trinkt, ist es wichtig, in Maßen zu trinken. Für Männer bedeutet das höchstens 4 alkoholische Getränke pro Tag einmal in der Woche oder insgesamt nicht mehr als 14 pro Woche. Frauen sollten höchstens 3 Drinks an einem Tag in der Woche zu sich nehmen und insgesamt nicht mehr als 7 pro Woche.

- Es ist ebenso wichtig, auf die Menge und den Alkoholgehalt des gewählten Getränks zu achten, da man ansonsten mehr konsumiert, als man vielleicht wollte.

- Tipps zur Begrenzung des Alkoholkonsums: Alkohol weniger zugänglich machen; Unterstützung suchen; ausreichend trinken (alkoholfrei!) und ausgewogen essen.

- Alternativen zu alkoholischen Getränken: alkoholfreier Wein; alkoholfreies Bier; Mocktails; Kombucha.

ABSCHLIESSENDE WORTE

Herzlichen Glückwunsch, dass Sie dieses Buch durchgelesen haben und nun das Ziel haben, durch Ernährungsumstellung Ihre psychische und neurologische Gesundheit zu verbessern. Sie haben den Crashkurs in Ernährungspsychiatrie erfolgreich abgeschlossen und dabei einiges über die Verbindung zwischen Psyche und Darm, über achtsames Essen und die Umsetzung dieser Erkenntnisse im Alltag gelernt. Sie wissen jetzt, wie eine gehirngesunde Ernährung aufgebaut ist, die reichlich Omega-3-Fettsäuren und gesunde Fette, magere Proteine, buntes Obst und Gemüse, Probiotika und fermentierte Lebensmittel enthält. Ich habe Ihnen hoffentlich Mut gemacht, und Sie freuen sich schon darauf, Ihrem Speiseplan viele neue Nahrungsmittel hinzuzufügen, die Ihrer psychischen und neurologischen Gesundheit zugutekommen.

Außerdem haben Sie jetzt einige Lebensmittel und Substanzen auf dem Schirm, die Hirn und Psyche schaden können. Zwar ist kein Nahrungsmittel von Natur aus »schlecht«, aber ich hoffe, dass Sie nun die Einsicht und die Befähigung haben, Ihren Konsum von zugesetztem Zucker, künstlichen Süßstoffen, Fast Food und Fertigkost, Koffein und Alkohol zu reduzieren. Wenn Sie Ihre Kenntnisse über gehirnförderliche Nahrung auffrischen wollen, können Sie jederzeit in diesem Buch nachschlagen und die Ressourcen auf der folgenden Seite nutzen. Ich wünsche Ihnen alles Gute auf Ihrem Weg zu einer besseren Gesundheit.

RESSOURCEN

Diese Seite können Sie gleich mit einem Eselsohr versehen, damit Sie auf Ihrem Weg zu psychischem und neurologischem Wohlbefinden immer auf diese hilfreichen und seriösen Ressourcen zurückzugreifen können.

Deutsche Internetseiten:

Europäische Behörde für Lebensmittelsicherheit (https://www.efsa.europa.eu/de). Hier finden Sie aktuelle Studien, Informationen rund um Lebensmittel(inhaltsstoffe), Pestizide, Einkauf und so weiter.

Sie suchen einen Ernährungsberater? Bei der Deutschen Gesellschaft für Ernährung e. V. sind viele Kontakte nach Postleitzahl sortiert hinterlegt: www.dge.de (Stichwort Ernährungsberater).

Ernährungsberater.net (https://www.ernaehrungsberater.net/gesundheitsberater): Sie wollen selbst Ernährungsberater, Diätassistent, Gesundheitsmanager oder Ähnliches werden? Hier finden Sie Informationen.

Telefonische Notfall-Hotline: Bei akuten psychischen Problemen finden Sie hier Hilfe: 0800/111 0111 oder 0800/111 02 22. Alternativ hilft der ärztliche/psychiatrische Bereitschaftsdienst unter 116 117 oder die Deutsche Depressionshilfe: 0800/334 45 33.

Allgemeine Information zur Psychotherapie: https://www.gesundheitsinformation.de/wege-zur-psychotherapie-wo-gibt-es-hilfe.html.

Hilfe in akuten Krisen: https://www.psychenet.de/de/hilfe-finden/schnelle-hilfe/krisenanlaufstellen.html. Hier finden Sie auch weiterführende Links, unter anderem zur Arzt- und Therapeutensuche und zu Sucht. Auf der Suche nach einem Psychiater oder einem Psychotherapeuten können Sie auch Ihre Krankenkasse kontaktieren.

Herzgesunde Ernährung ist hirngesunder Ernährung sehr ähnlich, darum eignen sich auch Internetseiten und Bücher zu diesem Thema, zum Beispiel von der Techniker-Krankenkasse: www.tk.de (Stichwort Herzgesunde Ernährung) oder www.ratgeber-herzinsuffizienz.de (Stichwort Ernährung) oder www.herzstiftung.de (Stichwort Mediterrane Küche).

Sport und Gehirn: Sie brauchen noch etwas Motivation, um sich mehr zu bewegen? Hier finden Sie Erkenntnisse und Ermutigungen: https://blog.neuronation.com/en/; www.dak.de (Stichwort Sport & Gehirn); www.dasgehirn.info (Stichwort Allround-Wundermittel fürs Gehirn); https://science.orf.at/ (Stichwort Sport lässt Gehirn wachsen); https://365moves.com/ (Stichwort Auswirkungen von Sport auf das Gehirn).

Übergewicht: Wer zu viele Kilos auf die Waage bringt und sich entschließt, abzuspecken, tut auch eine Menge für die Gehirngesundheit. www.ernaehrung.de; www.doctolib.de (Stichwort Adipositas) und alle Krankenkassen!

Zucker und Gehirn: www.usz.ch (Universitätsspital Zürich, Stichwort Zucker – Gift oder Glück); www.brain-effect.com (Stichwort Zucker – Der Leistungskiller); Uniklinik Aachen, www.ukaachen.de (Stichwort Die bittersüße Wahrheit über Zucker).

QUELLEN

Adan, R., van der Beek, E. M, Buitelaar et al. »Nutritional Psychiatry: Towards Improving Mental Health By What You Eat.« European Neuropsychopharmacology 29, Nr. 12, S. 1321–1332 (14. November 2019). doi: 10.1016/j.euroneuro.201910.011. pubmed.ncbi.nlm.nih.gov/31735529.

Ansari, Fereshteh, Hadi Pourjafar, Aydin Tabrizi, Aziz Homayouni. »The Effects of Probiotics and Prebiotics on Mental Disorders: A Review on Depression, Anxiety, Alzheimer, and Autism Spectrum Disorders.« Current pharmaceutical biotechnology 21, Nr. 7 (2020): 555–565. doi: 10.2174/138920102166620 0107113812.

Aslam, Hajara, Jessica Green, Felice N. Jacka, Fiona Collier, Michael Berk, Julie Pasco, Samantha L. Dawson. »Fermented Foods, the Gut and Mental Health: A Mechanistic Overview with Implications for Depression And Anxiety.« Nutritional neuroscience 23, Nr. 9 (2020): 659–671.doi: 10.1080/1028415X.2018.1544332.

Bakoyiannis, Ioannis, Afrodite Daskalopoulou, Vasilios Pergialiotis, Despina Perrea. »Phytochemicals and Cognitive Health: Are Flavonoids Doing the Trick?« Biomedicine & Pharmacotherapy 109 (2019): 1488–1497.

Benenden Health. »Seven Ways Sugar Is Affecting Your Mental Performance.« Abgerufen am 29. Mai 2022, benenden.co.uk/be-healthy/nutrition/seven-ways-sugar-is-affecting-your-mental-performance.

Bermúdez-Humarán, Luis G., Eva Salinas, Genaro G. Ortiz, Luis J. Ramirez-Jirano, J. Alejandro Morales, Oscar K. Bitzer-Quintero. »From Probiotics to Psychobiotics: Live Beneficial Bacteria Which

Act on the Brain-Gut Axis.« Nutrients 11, Nr. 4 (2019): 890. doi: 10.3390/nu11040890.

Bjarnadottir, Adda, Kathy W. Warwick. »The 56 Most Common Names for Sugar (Some Are Tricky).« Healthline, aktualisiert am 26. Juni 2020, healthline.com/nutrition/56-different-names-for-sugar#What-is-added-sugar?.

Carter, Alan, Crystal Raypole. »Can Probiotics Help with Depression?« Healthline, 21. März 2019, healthline.com/health/probiotics-depression.

Center for Science in the Public Interest. »Caffeine Chart.« Daten vom Dezember 2020 – February 2021, cspinet.org/caffeine-chart.

Centers for Disease Control and Prevention (CDC). »Alcohol and Public Health: Dietary Guidelines for Alcohol.« Abgerufen am 19. April 2022, cdc.gov/alcohol/fact-sheets/moderate-drinking.htm.

Choudhary, Arbind Kumar, Yeong Yeh Lee. »Neurophysiological Symptoms and Aspartame: What Is the Connection?« Nutritional neuroscience 21, Nr. 5 (2018): 306–316. doi: 10.1080/1028415X.2017.1288340.

Clay, Rebecca A. »The Link Between Food and Mental Health.« American Psychological Association 21, Nr. 8 (2017): 26.apa.org/monitor/2017/09/food-mental-health.

Colombia Psychologist. »How Sleep Deprivation Impacts Mental Health.« Department of Psychiatry, Colombia University, 16. März 2022, columbiapsychiatry.org/news/how-sleep-deprivation-affects-your-mental-health.

Connolly, Emma L., Marc Sim, Nikolaj Travica, Wolfgang Marx, Gemma Beasy, Gordon S. Lynch, Catherine S. Bondonno, Joshua R. Lewis, Jonathan M. Hodgson, Lauren C. Blekkenhorst.

»Glucosinolates from Cruciferous Vegetables and Their Potential Role in Chronic Disease: Investigating the Preclinical and Clinical Evidence.« Frontiers in pharmacology (2021): 2964. doi: 10.3389/fphar.2021.767975.

Corliss, Julie. »Finding Omega-3 Fats in Fish: Farmed Versus Wild.« 23. Dezember 2015. health.harvard.edu/blog/finding-omega-3-fats-in-fish-farmed-versus-wild-201512238909.

Cornah, Deborah. »Feeding Minds.« Abgerufen am 5. April 2022. mentalhealth.org.uk/sites/default/files/Feeding Minds_exec_summary.pdf.

Costandi, Moheb. »The Sleep-Deprived Brain.« Dana Foundation, 18. Juli 2018, dana.org/article/the-sleep-deprived-brain.

Coyle, Daisy. »What Is Fermentation? The Lowdown on Fermented Foods.« Healthline, aktualisiert am 20. August 2020, healthline.com/nutrition/fermentation.

Crowe-White, Kristi M., Tinsley A. Phillips, Amy C. Ellis. »Lycopene and Cognitive Function.« Journal of nutritional science 8 (2019): e20. doi: 10.1017/jns.2019.16.

Diekman, C. »Sweeteners: Facts and Fallacies – Learn the Truth About the Different Types of Sweeteners to Better Counsel Patients.« Todays Diet 14 (2012): 42. todaysdietitian.co/newarchives/090112p42.shtml.

Dimitratos, Sarah. »Food and Mood: What is Nutritional Psychiatry?« 1. Oktober 2018. nutrition.org/food-and-mood-what-is-nutritional-psychiatry.

Dixon, Elizabeth. »Exploring the Rise in Nutritional Psychiatry.« 19. März 2020. psychologytoday.com/us/blog/holistic-therapy/202003/exploring-the-rise-in-nutritional-psychiatry.

Drinkaware. »Alcohol and mental health.« Abgerufen am 29. Mai 2022, drinkaware.co.uk/facts/health-effects-of-alcohol/mental-health/alcohol-and-mental-health.

Fahey, Jed W., Scott L. Wehage, W. David Holtzclaw, Thomas W. Kensler, Patricia A. Egner, Theresa A. Shapiro, Paul Talalay. »Protection of Humans by Plant Glucosinolates: Efficiency of Conversion of Glucosinolates to Isothiocyanates by the Gastrointestinal Microflora.« Cancer Prevention Research 5, Nr. 4 (2012): 603–611. doi: 10.1158/1940-6207.CAPR-11-0538.

Fatemi, Fatemeh, Fereydoun Siassi, Mostafa Qorbani, Gity Sotoudeh. »Higher Dietary Fat Quality is Associated With Lower Anxiety Score in Women: A Cross-Sectional Study.« 26. Februar 2020. annals-general-psychiatry.biomedcentral.com/articles/10.1186/s12991-020-00264-9.

Gibiino, Giulia, Loris Riccardo Lopetuso, Franco Scaldaferri, Gianenrico Rizzatti, Cecilia Binda, Antonio Gasbarrini. »Exploring Bacteroidetes: Metabolic Key Points and Immunological Tricks of Our Gut Commensals.« Digestive and Liver Disease 50, Nr. 7 (2018): 635–639. doi.org/10.1016/j.dld.2018.03.016.

Godman, Heidi. »Above-Normal Blood Sugar Linked To Dementia.« Harvard Health Publishing, 7. August 2013, health.harvard.edu/blog/above-normal-blood-sugar-linked-to-dementia-201308076596.

Guo, Feng, Cong Huang, Yufei Cui, Haruki Momma, Kaijun Niu, Ryoichi Nagatomi. »Dietary Seaweed Intake and Depressive Symptoms in Japanese Adults: A Prospective Cohort Study.« Nutrition Journal 18, Nr. 1 (2019): 1–8. doi: 10.1186/s12937-019-0486-7.

Hancocks, Nikki. »Study Reveals Omega-3 Is Gold Standard in Mental Health Nutrients.« 10. September 2019. nutraingredients.

com/Article/2019/09/10/Study-reveals-Omega-3-is-gold-standard-in-mental-health-nutrients.

Harvard Health Publishing. »Probiotics May Help Boost Mood and Cognitive Function.« 8. Juni 2019, harvard.edu/mind-and-mood/probiotics-may-help-boost-mood-and-cognitive-function.

Harvard Health Publishing. »The Gut-Brain Connection.« 19. April 2021. health.harvard.edu/diseases-and-conditions/the-gut-brain-connection#:~:text=The%20brain%20has%20a%20direct,send%20signals%20to%20the%20gut.

Harvard Medical School. »Sugar and the Brain.« Abgerufen am 29. Mai 2022, hms.harvard.edu/news-events/publications-archive/brain/sugar-brain.

Health Matters. »Understand Blood Test Results: Firmicutes.« Abgerufen am 29. Mai 2022, healthmatters.io/understand-blood-test-results/firmicutes.

Holmes, Andrew, Carly Resewarne. »Gut Bacteria: The Inside Story.« Australina Academy of Science, Abgerufen am 29. Mai 2022, science.org.au/curious/people-medicine/gut-bacteria.

Johns Hopkins Medicine. »Health: Can Probiotics Improve Your Mood?« Abgerufen am 29. Mai 2022. hopkinsmedicine.org/health/wellness-and-prevention/can-probiotics-improve-your-mood.

Johns Hopkins Medicine. »Psychiatry and Behavioral Sciences: Psychedelics Research and Psilocybin Therapy.« Abgerufen am 29. Mai 2022. hopkinsmedicine.org/psychiatry/research/psychedelics-research.html.

Kamau, Caroline. »A Low Fat Diet Can Make You Angry, Irritable and Depressed: Why Dietary Fat Contributes to Good Mental Health.« 17. Februar 2020. psychologytoday.com/us/

blog/the-science-mental-health/202002/low-fat-diet-can-make-you-angry-irritable-and-depressed.

Karbownik, Michał Seweryn, Łukasz Mokros, Maria Dobielska, Mateusz Kowalczyk, Edward Kowalczyk. »Association Between Consumption of Fermented Food and Food-Derived Prebiotics With Cognitive Performance, Depressive, and Anxiety Symptoms in Psychiatrically Healthy Medical Students Under Psychological Stress: A Prospective Cohort Study.« Frontiers in nutrition 9 (2022). doi.org/10.3389/fnut.2022.850249.

Khalid, Sundus, Katie L. Barfoot, Gabrielle May, Daniel J. Lamport, Shirley A. Reynolds, Claire M. Williams. »Effects of Acute Blueberry Flavonoids on Mood in Children and Young Adults.« Nutrients 9, Nr. 2 (2017): 158. doi: 10.3390/nu9020158.

Kim, Binna, Veronica Minsu Hong, Jeongwon Yang, Heejung Hyun, Jooyeon Jamie Im, Jaeuk Hwang, Sujung Yoon, Jieun E. Kim. »A Review of Fermented Foods with Beneficial Effects on Brain and Cognitive Function.« Preventive nutrition and food science 21, Nr. 4 (2016): 297–309. doi: 10.3746/pnf.2016.21.4.297.

Kim, Chong-Su, Dong-Mi Shin. »Probiotic Food Consumption Is Associated with Lower Severity and Prevalence of Depression: A Nationwide Cross-Sectional Study.« Nutrition 63(2019): 169–174. doi.org/10.1016/j.nut.2019.02.007.

Kim, Chong-Su, Lina Cha, Minju Sim, Sungwoong Jung, Woo Young Chun, Hyun Wook Baik, Dong-Mi Shin. »Probiotic Supplementation Improves Cognitive Function and Mood with Changes in Gut Microbiota in Community-Dwelling Older Adults: A Randomized, Double-Blind, Placebo-Controlled, Multicenter Trial.« The Journals of Gerontology: Series A 76, Nr. 1(2021): 32–40. doi: 10.1093/gerona/glaa090.

Knüppel, Anika, Martin J. Shipley, Clare H. Llewellyn, Eric J. Brunner. »Sugar Intake From Sweet Food and Beverages, Common Mental Disorder and Depression: Prospective Findings from the Whitehall II Study.« Scientific reports 7, Nr. 1 (2017): 1–10. doi: 10.1038/s41598-017-05649-7.

Kubala, Jillian, Kim Rose-Francis. »Why You Should Lower Your Added Sugar Intake.« Healthline, aktualisiert am 21. Oktober 2021, healthline.com/nutrition/natural-sugar-substitutes# Why-you-should-lower-your-added-sugar-intake.

Kumar, Venkata Naveen, P. Elango, S. Asmathulla, S. Kavimani. »Lycopene Treatment Transposed Antidepressant-Like Actionin Rats Provoked to Chronic Mild Stress.« Biomedical and Pharmacology Journal 12, Nr. 2 (2019): 981–988. doi: dx.doi.org/10.13005/bpj/1725.

Lange, Klaus. »Omega-3 Fatty Acids and Mental Health.« März 2020. doi: 10.1016/j.glohj.2020.01.004. sciencedirect.com/science/article/pii/ S241464472030004X.

Lara, Diogo R. »Caffeine, Mental Health, And Psychiatric Disorders.« Journal of Alzheimer's disease 20, Nr. s1 (2010): S239–S248. doi: 10.3233/JAD-2010-1378.

Latana Recovery. »How Does Alcohol Affect the Brain and Central Nervous System.« 25. Januar 2022, lantanarecovery.com/how-does-alcohol-affect-the-brain-and-central-nervous-system.

Lazarus, Michael, Hai-Ying Shen, Yoan Cherasse, Wei-Min Qu, Zhi-Li Huang, Caroline E. Bass, Raphaelle Winsky-Sommerer et al. »Arousal Effect of Caffeine Depends on Adenosine A2A Receptors in the Shell of the Nucleus Accumbens.« Journal of Neuroscience 31, Nr. 27 (2011): 10067–10075. doi.org/10.1523/JNEUROSCI.6730-10.2011.

Leech, Joe. »8 Evidence-Based Health Benefits of Kombucha Tea.« Healthline, 29. August 2018, healthline.com/nutrition/8-benefits-of-kombucha-tea#TOC_TITLE_HDR_3.

Link, Rachael, Maya, Feller. »8 Fermented Foods and Drinks to Boost Digestion and Health.« Healthline, aktualisiert am 13. Dezember 2021, healthline.com/nutrition/8-fermented-foods.

Lobo, Vijaya, Avinash Patil, A. Phatak, Naresh Chandra. »Free Radicals, Antioxidants and Functional Foods: Impact on Human Health.« Pharmacognosy reviews 4, Nr. 8 (2010):118–126. doi: 10.4103/0973-7847.70902.

Lu, Stacy. »Too Much Coffee?« American Psychological Association, November 2015, apa.org/gradpsych/2015/11/coffee.

Marx, Wolfgang, Genevieve Moseley, Michael Berk, Felice Jacka. »Nutritional Psychiatry: The Present State of the Evidence.« 76, S. 427–436.(25. September 2017). doi: 10.1017/S0029665117002026. pubmed.ncbi.nlm.nih.gov/28942748.

Maukonen, Johanna, Arthur C. Ouwehand. »Changes in the Microbiota Composition and Function in Relation to Aging.« Journal: Comprehensive Gut Microbiota (2022): 85–96. sciencedirect.com/topics/agricultural-and-biological-sciences/verrucomicrobia.

McKeehan Nick. »Sugar-Sweetened Drinks May Increase the Risk for Alzheimer's Disease.« Cognitive Vitality, 19. Januar 2021, alzdiscovery.org/cognitive-vitality/blog/sugar-sweetened-drinks-may-increase-the-risk-for-alzheimers-disease.

McManus, Katherine D. »Phytonutrients: Paint Your Plate with the Colors of the Rainbow.« Harvard Health Publishing, 25. April 2019, health.harvard.edu/blog/phytonutrients-paint-your-plate-with-the-colors-of-the-rainbow-2019042516501.

Melo, Helen M., Luís Eduardo Santos, Sergio T. Ferreira. »Diet-Derived Fatty Acids, Brain Inflammation, and Mental Health.« 26. März 2019. doi: 10.3389/fnins.2019.00265. ncbi.nlm.nih.gov/pmc/articles/PMC6448040.

Mental Health America. »Omega-3s.« Abgerufen am 5. April 2022. mhanational.org/omega-3s.

Miller, Ian. »The Gut-Brain Axis: Historical Reflections.« 8. November 2018. doi: 10.1080/16512235.2018.1542921. ncbi.nlm.nih.gov/pmc/articles/PMC6225396.

Moon, Christina D., Wayne Young, Paul H. Maclean, Adrian L. Cookson, Emma N. Bermingham. »Metagenomic Insights into the Roles of Proteobacteria in the Gastrointestinal Microbiomes of Healthy Dogs and Cats.« Microbiologyopen 7, Nr. 5 (2018): e00677. doi: 10.1002/mbo3.677.

Naidoo, Umadevi. Psychiatric Times. »Nutritional Psychiatry: The Gut-Brain Connection.« 16. Januar 2019. psychiatrictimes.com/view/nutritional-psychiatry-gut-brain-connection.

National Cancer Institute. »Cancer Causes and Prevention: Cruciferous Vegetables and Cancer Prevention.« Abgerufen am 29. Mai 2022, cancer.gov/about-cancer/causes-prevention/risk/diet/cruciferous-vegetables-fact-sheet.

National Coffee Association USA. »Drinking Coffee Can Reduce Depression Risk by up to One Third.« ncausa.org, 8. Mai 2020, ncausa.org/Newsroom/Coffee-can-reduce-depression-risk-by-up-to-one-third.

NHI. »Omega-3 Fatty Acids Fact Sheet for Consumers. Abgerufen am 7. April 2022. ods.od.nih.gov/factsheets/Omega3FattyAcids-Consumer.

Nicswell.co.uk. »Does a Tomato a Day Keep Depression Away?« Health News, Abgerufen am 29. Mai 2022, nicswell.

co.uk/health-news/does-a-tomato-a-day-keep-depression-away.

Niu, Kaijun, Hui Guo, Masako Kakizaki, Yufei Cui, Kaori Ohmori-Matsuda, Lei Guan, Atsushi Hozawa et al. »A Tomato-Rich Diet Is Related to Depressive Symptoms Among an Elderly Population Aged 70 Years and Over: A Population-Based, Cross-Sectional Analysis.« Journal of affective disorders 144, Nr. 1-2 (2013):165–170. doi: 10.1016/j.jad.2012.04.040.

Nouri, Mehran, Mohammad Hossein Nasr-Esfahani, Mohammad Javad Tarrahi, Reza Amani. »The Effect of Lycopene Supplementation on Mood Status and Quality of Life in Infertile Men: A Randomized, Double-Blind, Placebo-Controlled Clinical Trial.« International Journal of Fertility & Sterility 14, Nr. 1 (2020): 17–22. doi: 10.22074/ijfs.2020.5888.

O'Callaghan, Frances, Olav Muurlink, Natasha Reid. »Effects of Caffeine on Sleep Quality and Daytime Functioning.« Risk management and healthcare policy 11 (2018): 263–271.doi: 10.2147/RMHP.S156404.

Pacheco, Danielle, Nilong Vyas. »Caffeine and Sleep.« Sleep Foundation, aktualisiert am 6. Mai 2022, sleepfoundation.org/nutrition/caffeine-and-sleep.

Pearson, Keith. »How Omega-3 Fish Oil Affects Your Brain and Mental Health.« 5. Dezember 2017. healthline.com/nutrition/omega-3-fish-oil-for-brain-health.

Peet, Malcolm, Caroline Stokes. »Omega-3 Fatty Acids in the Treatment of Psychiatric Disorders.« doi: 10.2165/00003495-200565080-00002. pubmed.ncbi.nlm.nih.gov/15907142.

Petre, Alina, Grant Tinsley. »What Is Anthocyanin? Foods List, Benefits, and More.« Healthline, 24. Februar 2022, healthline.com/nutrition/anthocyanin.

Phaniendra, Alugoju, Dinesh Babu Jestadi, Latha Periyasamy. »Free Radicals: Properties, Sources, Targets, and Their Implicationin Various Diseases.« Indian journal of clinical biochemistry 30, Nr. 1(2015): 11–26. doi: 10.1007/s12291-014-0446-0.

Rahman, M. Mamunur, Takashi Ichiyanagi, Tadazumi Komiyama, Shinji Sato, Tetsuya Konishi. »Effects of Anthocyanins on Psychological Stress-Induced Oxidative Stress and Neurotransmitter Status.« Journal of agricultural and food chemistry 56, Nr. 16 (2008): 7545–7550. doi.org/10.1021/jf800930s.

Ruland, Lisa. »What Is Nutritional Psychiatry? For Starters, It's Delicious.« 9. Juni 2021. bonappetit.com/story/nutritional-psychiatry.

Sack, David, Lybi Ma. »4 Ways Sugar Could Be Harming Your Mental Health.« Psychology Today, 2. September 2013, psychologytoday.com/us/blog/where-science-meets-the-steps/201309/4-ways-sugar-could-be-harming-your-mental-health.

Sánchez-Villegas, A. et al. »Preventing the Recurrence of Depression with a Mediterranean Diet Supplemented with Extra-Virgin Olive Oil.« 11. Februar 2019. bmcpsychiatry.biomedcentral.com/articles/10.1186/s12888-019-2036-4.

Sass, Cynthia. »What Is Nutritional Psychiatry, and Can It Help You Feel Healthier? Here's What an Expert Says.« 31. Juli 2020. health.com/nutrition/nutritional-psychiatry.

Seafood Health Facts. »Seafood Nutrition Overview.« Abgerufen am 7. April 2022. seafoodhealthfacts.org/nutrition/seafood-nutrition-overview.

Seitz, Adrienne, Jamie Smith. »Is Red Wine Good for You?« Medical News Today, aktualisiert am 21. April 2020, medicalnewstoday.com/articles/265635#gut.

Seladi-Schulman, Jill. »What Is the Vagus Nerve?« Aktualisiert am 22. Oktober 2021. healthline.com/human-body-maps/vagus-nerve#other-considerations.

Selhub, Eva M., Alan C. Logan, Alison C. Bested. »Fermented Foods, Microbiota, and Mental Health: Ancient Practice Meets Nutritional Psychiatry.« Journal of physiological anthropology 33, Nr. 1 (2014): 1–12. doi: 10.1186/1880-6805-33-2.

Selhub, Eva. Harvard Health Publishing. »Nutritional Psychiatry: Your Brain on Food.« 26. März 2020. health.harvard.edu/blog/nutritional-psychiatry-your-brain-on-food-201511168626.

Sivamaruthi, Bhagavathi Sundaram, Periyanaina Kesika, Chaiyavat Chaiyasut. »Impact of Fermented Foods on Human Cognitive Function – A Review of Outcome of Clinical Trials.« Scientia pharmaceutica 86, Nr. 2 (2018): 22. doi: 10.3390/scipharm86020022.

Sleep Education. »Sleep and Caffeine.« aktualisiert am 29. Januar 2018, sleepeducation.org/sleep-caffeine.

Stringham, Nicole Tressa, Philip V. Holmes, James M. Stringham. »Supplementation with Macular Carotenoids Reduces Psychological Stress, Serum Cortisol, and Sub-Optimal Symptoms of Physical and Emotional Health in Young Adults.« Nutritional Neuroscience 21, Nr. 4 (2018): 286–296.

Stroka, Mary. »Caffeine Intake and Dementia: Can Lewy Bodies Explain the Link?« Neurology Advisor, 14. April 2022, neurologyadvisor.com/topics/alzheimers-disease-and-dementia/caffeine-intake-dementia-lewy-bodies-link.

Stroke Association. »Alcohol and stroke.« Mai 2022, stroke.org.uk/sites/default/files/publications/alcohol_and_stroke_guide.pdf.

Suni, Eric, Nilong Vyas. »How Lack of Sleep Impacts Cognitive Performance and Focus.« Sleep Foundation, aktualisiert am 29. April 2022, sleepfoundation.org/sleep-deprivation/lack-of-sleep-and-cognitive-impairment.

Tello, Monique. »Exercise versus Caffeine: Which Is Your Best Ally to Fight Fatigue?« Harvard Health Publishing, 8. Juni 2017, health.harvard.edu/blog/exercise-versus-caffeine-which-is-your-best-ally-to-fight-fatigue-2017060811843.

Trebaticka, Jana, Zdeňka Ďuračková. »Psychiatric Disorders and Polyphenols: Can They Be Helpful in Therapy?« Oxidative medicine and cellular longevity 2015 (2015): 248529. doi: 10.1155/2015/248529.

Universität Basel. »Regular Caffeine Consumption Affects Brain Structure.« ScienceDaily, 16. Februar 2021, sciencedaily.com/releases/2021/02/210216100137.htm.

University of Michigan. »The Effects of Combining Alcohol with Other Drugs.« University Health Service, abgerufen am 29. Mai 2022, uhs.umich.edu/combine.

University of Virginia Health System. »Probiotic Found in Yogurt Can Reverse Depression Symptoms.« ScienceDaily, 8. März 2017, sciencedaily.com/releases/2017/03/170308114709.htm.

Valenzuela, C. Fernando. »Alcohol and Neurotransmitter Interactions.« Alcohol health and research world 21, Nr. 2 (1997):144–148. pubs.niaaa.nih.gov/publications/arh21-2/144.pdf.

Wallace, Caroline J. K., Roumen V. Milev. »The Efficacy, Safety, and Tolerability of Probiotics on Depression: Clinical

Results from an Open-Label Pilot Study.« Frontiers in Psychiatry 12(2021): 132. doi.org/10.3389/fpsyt.2021.618279.

Weaver, Janelle. »Fermented-Food Diet Increases Microbiome Diversity, Decreases Inflammatory Proteins, Study Finds.« Stanford Medicine, 12. Juli 2021, med.stanford.edu/news/all-news/2021/07/fermented-food-diet-increases-microbiome-diversity-lowers-inflammation.

Weighs, Jen. »The Mental Health Effects of Eating Too Much Sugar.« DC Wellness Center, 17. Oktober 2017. dcwellnesscenter.org/the-mental-health-effects-of-eating-too-much-sugar.

Wilson, Debra Rose, Jennifer Chesak. »The No BS Guide to Probiotics for Your Brain, Mood, and Gut.« Healthline, 29. März 2020, healthline.com/health/probiotics-for-brain-and-memory.

Wu, Chenggang. »Human Microbiome, Actinobacteria in.« In: Nelson K. (Hrsg.) Encyclopedia of Metagenomics. Springer, New York, NY. 4. April 2014, doi.org/10.1007/978-1-4614-6418-1_76-9.

STICHWORTVERZEICHNIS

A

Açaíbeere, 91
achtsames Essen, 32–33, 39–46
Adenosin, 18, 159, 162–163
ADHS (Aufmerksamkeitsdefizit-Hyperaktivitätsstörung)
  Fertigkost, 137
  Koffein, 156
  Schnelleinstieg, 12
  Omega-3-Fettsäuren, 51
  Protein, 68
Adrenalin, 18, 28, 89, 161
Algen, 110–113
Alkohol. *Siehe auch* Rotwein
  Alternativen, 185–187
  freie Radikale, 88
  Gehirn, 119–120, 177–179
  Grundlagen, 172–173
  in Maßen, 174–175
  Konsum einschränken, 183–185
  Wirkung auf die Psyche, 180–181
  zusammen mit Medikamenten, 182
Alzheimer
  Fertigkost, 137
  Gehirn, 26
  Koffein, 161–162
  Obst und Gemüse, 84, 91
  Omega-3-Fettsäuren, 51
  Probiotika, 104
  Schnelleinstieg, 12–13
  Zucker, 124–126, 136
Ananas, 84
Ängste
  Alkohol, 180
  Antioxidantien, 86–88, 89
  Darm-Hirn-Achse, 101–103, 107
  Fertigkost, 137, 139
  Fett, 54–55
  Koffein, 161–162
  Miso, 109
  Nüsse, 80–81
  Probiotika, 104–105, 109
  Protein, 68, 72
  Psilocybin, 84
  Schnelleinstieg, 12–13
  Tryptophan, 74
  Vagus, 20
  Zucker, 124
Angststörung. *Siehe* Ängste
Antioxidantien 26, 84, 86–93, 98, 112, 134, 160, 176
Äpfel, 29, 86–87, 132–133, 137
Aubergine, 87
Avocados, 61–63

B

Bakterien, 100–105, 107–110, 115
Bananen, 86, 87, 108
Beeren, 86, 91–93, 89, 154
Betacarotin, 87, 93
Bipolare Störung
  Alkohol, 181
  Koffein, 164
  Omega-3-Fettsäuren, 54–55
  Schnelleinstieg, 13

Blaubeeren, 87, 91
Blumenkohl, 87, 95–96
Blutzucker, 89, 124, 125, 130, 135, 142, 162
Borderline-Persönlichkeitsstörung, 54
Botenstoffe. *Siehe* Adrenalin; Dopamin; GABA; Serotonin
Brombeeren, 87, 91

C

Carotinoide, 86–87, 89–90, 98, 98–99
Cholesterin, 29, 72, 75–76, 84, 119, 134

D

Darm. *Siehe* Magen-Darm-System; Mikrobiom; Darm-Hirn-Achse
Darm-Hirn-Achse, 19–22, 100–104, 112, 113, 115
Darmmikrobiom. *Siehe* Mikrobiom
Demenz. *Siehe* Alzheimer
Depression
  Algen, 112
  Alkohol, 177, 180–181
  Antioxidantien, 96–101, 89
  Beeren, 91
  Darm-Hirn-Achse, 101–103, 108
  Eier, 75
  Fertigkost, 119, 140, 142–144, 146
  Fette, 53–54
  Gehirnentzündung, 26
  Koffein, 163–164
  Miso, 109
  Nüsse, 80
  Olivenöl, 62
  Pilze, 95
  Probiotika, 100–105, 115–116
  Protein, 68, 72
  Psilocybin, 97
  Soja, 78
  Tomaten, 93
  Tryptophan, 74
  Vagus, 20
  Zucker, 124, 134
Diabetes, 26, 84, 91, 127, 160, 178. *Siehe auch* Prädiabetes
Dopamin, 16, 28, 49, 69–71, 77, 120–121, 123, 126, 129–130, 136, 142–144, 161, 172, 177, 180

E

Edamame, 60–61, 78–79
Eier, 75–76
Einkauf, 32, 38–39, 57, 131, 148–149, 151, 154
Einkaufsliste. *Siehe* Einkauf
Entzündungen. *Siehe auch* oxidativer Stress
  chronischer Stress, 128
  Depression, 103
  Essen gegen Entzündungen, 17, 155
  Grundlagen, 23
  Koffein, 160
  lindern, 26, 54
  Nahrungsmittel, die Entzündungen fördern, 120, 124, 130, 136, 139–140, 142–143
  Nahrungsmittel, die Entzündungen lindern, 75, 78, 80, 84, 99, 91–93, 95, 98, 104, 111–113, 133, 135
  Rotwein, 176
  Wirkung auf die Psyche, 44–45, 142
Erdbeeren, 91, 135
Ernährungspsychiatrie, 17–31
Essensplanung, 37–39, 148–149

F

Fast Food, Industrie 141
Fast Food. *Siehe* Fertigkost
Fertigkost (im Sinne von stark verarbeiteten Lebensmitteln)
Alternativen, 151–154
Darmmikrobiom, 102
Ernährungspsychiatrie, 24
gesunde Alternativen, 146–149
Grundlagen, 137–140
Konsum verringern, 146–150
Stimmung, 28
Wirkung auf die Psyche, 142
Wirkung aufs Gehirn, 153–155
Feste Zeiten, 37. *Siehe auch* Essensplanung
Fette/Fettsäuren. *Siehe* gesättigtes Fett; Transfette; Omega-3-Fettsäuren
fetter Fisch, 55–57
Fischöl, 54, 57, 66
Flavonoide, 86–87, 98
Fleisch, 39, 56, 70–71, 137–138, 139, 148, 150. *Siehe auch* einzelne Sorten
freie Radikale, 26, 88, 92, 98

G

GABA, 120, 172
ganzheitliche Gesundheit, 24–25, 31
Gedächtnis
Alkohol, 172, 177, 179, 181
Bewegung, 166
Fertigkost, 143–144
Fette, 54–55, 139
Flavonoide, 99
Koffein, 161–162, 167, 170
Soja, 78
Zucker, 125
Geflügel, 72–74, 75, 139, 145, 148, 150
Gehirn. *Siehe auch* Darm-Hirn-Achse
Fertigkost, 137–144
gesunde Fette, 51–53
Koffein, 161–162
künstliche Süßstoffe, 127
Obst und Gemüse, 85–88
Probiotika, 100–105
Protein, 70– 83
Zucker, 124–125
gesättigtes Fett, 23, 26, 52, 54, 70, 119–120, 137–140, 142
gesunde Fette, 51–55, 66–67, 142
Gewichtszunahme, 81, 107, 139–140
Glucosinolate, 87, 95, 99
Glukose in der Nahrung, 123, 124, 135. *Siehe auch* Blutzucker
Goji–Beeren, 91
Grapefruit, 87, 93
Grünkohl, 87–88, 95
Guave, 93

H

Herz, 55, 78, 81–82, 134, 154, 159, 161–163, 176–179
Herzkrankheit, 26, 84, 91, 120, 160, 179
Himbeeren, 87, 91
Holunderbeeren, 91
Hormone, 68, 89, 95, 100, 104, 177, 179. *Siehe auch* einzelne Hormone
Hormonsystem, 55, 134

I

Immunsystem, 19, 23, 55, 87, 100
Impulskontrolle, 142–143, 155, 179
Insulin, 127, 134

J

Joghurt, 36, 104–105, 110
Johannisbeeren, 91

K

Kaffee, 159, 160, 170. *Siehe auch* Koffein
Kalium, 30, 55
Kalzium, 30, 55, 160
Käse, 29–30, 94, 145, 147, 149, 150
Kefir, 103–106
Kimchi, 113–114
Kirschen, 87
Koffein
  Adenosin, 162–163
  Alternativen, 168–170
  Konsum reduzieren, 164–165
  Schlafentzug, 167
  Vorteile, 160
  Wirkung auf die Psyche, 163–164
  Wirkung aufs Gehirn, 161–163
Kohlenhydrate, 15, 24, 29, 51, 82, 103, 106, 121, 123, 124–125, 127
Krebs, 87–88, 91, 109, 126–127, 160
Kürbis, 87

L

Lernschwierigkeiten, 54
Lutein, 75, 87–88
Lycopin, 87, 93–94, 98

M

mageres Protein. *Siehe* Protein
Makronährstoffe, 24, 51, 82, 148, 150
Maulbeeren, 91
Melone, 87
Mikrobiom, 22, 100, 102–103, 120–121
Miso, 109–110

N

Natrium. *Siehe* Salz
Nervenentzündung. *Siehe* Gehirn
Nüsse
  als gesunder Snack, 153–154
  als Omega-3-Quelle, 68–72
  als Proteinquelle, 80–83
  Darmmikrobiom, 108
  Portionierung, 36

O

Olivenöl, 51–52, 62–64, 90, 94
Omega-3-Fettsäuren, 53–59, 61, 64, 66–67, 75, 78, 80, 83, 111–112
oxidativer Stress, 23, 26, 30, 87, 88, 91, 92, 95, 98, 112–113, 120, 126, 136, 150, 142–146

P

Papaya, 87, 93
Pfirsiche, 87
Pflanzenstoffe, sekundäre, 84, 86–88, 91, 95–96
Pflaumen, 87
Pilze, 95–96
Polyphenole, 86–88, 160, 176
Portionierung, 36–37
Prädiabetes, 122–123
Preiselbeeren, 91
Probiotika
  Grundlagen, 100–101
  Quellen, 104–105, 109–115, 185
  wissenschaftlicher Hintergrund, 102, 104

Protein
als Makronährstoff, 51
Darmmikrobiom, 102
Grundlagen, 68
mageres, 55, 71–73, 75–76, 78–82, 106
Portionierung, 36
wissenschaftlicher Hintergrund, 70–71
Psychiatrie. *Siehe* Ernährungspsychiatrie
Psychische Gesundheit. *Siehe auch* Ängste; Depression
achtsames Essen, 39–42
Algen, 112
Alkohol, 180–181, 184
Antioxidantien, 92
chronischer Stress, 128
Darm-Hirn-Achse, 107–108, 115
Eier, 75–76
Ernährungsplan, 37
Ernährungspsychiatrische Behandlung, 22–26
Fertigkost, 142–144, 142
Fette, 54–57, 62
freie Radikale, 92
herkömmliche Therapien, 27
Kimchi und Sauerkraut, 113–114
Koffein, 163–164, 167
Miso, 109
Obst und Gemüse, 84–85, 88, 89
Pilze, 95
Probiotika, 104–105
Protein, 68, 70–71
Psilocybin, 97
Selbstfürsorge, 15, 44–45
Soja, 78
soziale Kontakte, 43
Zucker, 125, 130
Pute. *Siehe* Geflügel

R

raffinierter Zucker. *Siehe* Zuckerzusatz
Rettich, 87, 95, 113
Rosenkohl, 95–96
Rotwein, 176
Rucola, 88, 95

S

Saaten, 36, 59–61, 74, 77
Salz, 23, 30, 137–138, 140–141, 141–142, 154
Sauerkraut, 113–115
Schizophrenie, 54
Schlaf, 18, 72, 85, 89, 122, 157–159, 161–163, 167, 177, 179
Schlaganfall, 160, 178
Schokolade, 87, 123, 156, 159
sekundäre Pflanzenstoffe. *Siehe* Pflanzenstoffe, sekundäre
Selbstfürsorge, 15, 44–45
Serotonin, 28, 71–72, 74–75, 77, 103, 104, 108, 121, 126, 136, 139, 144, 161
Snacks, selbst gemachte, 153
Soja, 78–80
Sojabohnen, 59–61. *Siehe auch* Edamame
Sojajoghurt, 79
Sojadrink, 78–79
Sojaprotein, texturiertes, 79. *Siehe auch* Tempeh; Tofu
Spinat, 74, 87–89
Stimmung, 53, 68, 71–72, 74, 77, 87, 101–102, 104, 109, 111, 123, 177
Stress, 21–22, 33, 44, 74–75, 87, 88–89, 92–93, 95, 101–102, 104–105, 126, 139, 161, 167

Stress, chronischer, 85, 120, 124, 128, 130, 144, 146
Stress, oxidativer. *Siehe* oxidativer Stress

T

Tee, schwarzer und grüner 86–87, 156, 159–160, 165–166, 168–169, 185
Tempeh, 78–79
Tofu, 78–80
Tomaten, 87, 90, 93–94
Transfette, 23, 26, 52, 66, 119–120, 137–138, 139
Trauben, 87, 176
Trostessen, 33–34
Tryptophan, 72, 74, 77

V

Vagus, 20
Verdauung, 19–21, 42, 84, 95, 100–103, 121, 115, 161. *Siehe auch* Darm-Hirn-Achse
Verdauungssystem, 19, 22, 102. *Siehe auch* Darm-Hirn-Achse
Verpackung, Angabe der Inhaltsstoffe auf der, 65, 105, 131–132

W

Walnüsse, 59–61, 80, 83
Wassermelone, 87, 93

Z

Zuckerersatzstoff
  Arten, 123–124
  Grundlagen, 121–122
  negative Auswirkungen, 126–127
  Stress, 136
Zucker
  Arten, 123
  chronischer Stress, 128
  Darmmikrobiom, 101–102
  Ersatzstoffe, 133–135
  Grundlagen, 121–122
  Konsum verringern, 130–133
  Suchtpotenzial, 129
  Wirkung auf die Psyche, 28, 69, 71, 130, 142
  Wirkung aufs Gehirn, 26, 119–120, 124–125

Dank

Kein Dank könnte je der bedingungslosen und uneingeschränkten Unterstützung gerecht werden, die ich beim Schreiben dieses Buches von meiner Familie erhalten habe. Ich hoffe mehr als alles andere, dass das Ergebnis auch nur einer Person auf ihrem Weg zu einer besseren psychischen Gesundheit helfen kann.

Die Autorin

Amanda Foote ist registrierte Ernährungsberaterin, Autorin, stolze Feuerwehrmannsgattin und Mutter. Sie hat eine vielfältige Karriere hinter sich: von juristischen Anfängen über die Ernährungsberatung in der Langzeitpflege und in der eigenen Praxis bis hin zur Entwicklung von Gerichten für Großküchen. Amanda hat einen Bachelor in Ernährungswissenschaft von der University of Northern Colorado und einen Bachelor in angewandter Psychologie von der Regis University (Denver/Colorado).

Amanda lebt mit ihrer Familie und ihren Haustieren in Colorado. In ihrer Freizeit erfreut sie sich an Literatur, Kunst und Natur.

Verbessern Sie Ihre psychische Gesundheit durch richtige Ernährung

Eine gesunde, ausgewogene Ernährung ist wichtig für das allgemeine Wohlbefinden – dazu gehört auch das Gehirn! Egal, ob Sie psychische Probleme haben oder einfach geistig fit bleiben wollen, mit diesem Buch finden Sie heraus, wie sich die richtigen Nahrungsmittel positiv auf Ihre Psyche auswirken.

Entdecken Sie die Geheimnisse von Brainfood
Was sind die Grundlagen der Ernährungspsychiatrie? Wie funktioniert die Darm-Hirn-Achse? Wie lassen sich diese Erkenntnisse im Alltag nutzen?

Ernähren Sie sich hirngesund
Welches ist die beste Ernährungsweise für die psychische und neurologische Gesundheit? Was sind Omega-3-Fettsäuren, Antioxidantien und Probiotika, und welche Rolle spielen sie?

Meiden Sie schädliche Nahrungsmittel
Welche Speisen haben eine negative Wirkung auf Hirn und Psyche? Wie lässt sich der Konsum von Zucker, Süßstoff und Fertigkost senken?

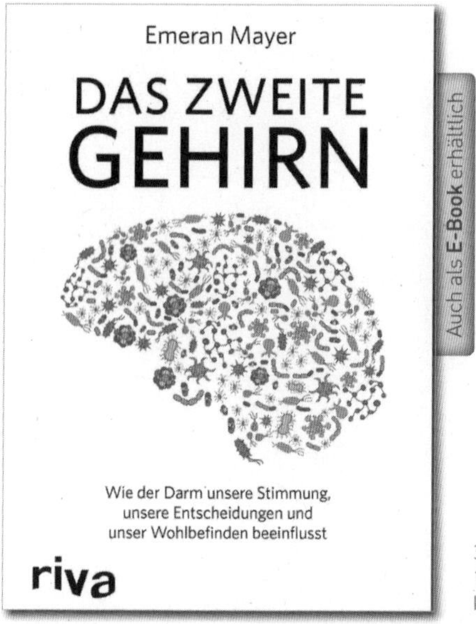

320 Seiten
14,99 € (D) | 15,50 € (A)
ISBN 978-3-7423-1163-4

Emeran Mayer

Das zweite Gehirn

Wie der Darm unsere Stimmung, unsere Entscheidungen und unser Wohlbefinden beeinflusst

In diesem Buch verbindet Prof. Emeran Mayer, Experte für die Interaktion von Darm und Gehirn, topaktuelle Erkenntnisse der Neurowissenschaft mit den neuesten Forschungsergebnissen zur menschlichen Darmflora. Er zeigt die untrennbare Verbindung zwischen unserem Verstand und Verdauungssystem auf und liefert viele praktische Informationen und Hilfestellungen. Verständlich und schlüssig erklärt er das komplexe Zusammenspiel von Gehirn und Darmflora und bietet einen revolutionären und provokanten Blick auf dieses neue Forschungsfeld. Dieses Buch zeigt, wieso eine überwiegend pflanzliche Ernährung der Schlüssel zur Gesundheit ist, warum Stress und Angst zu Darmerkrankungen und kognitiven Störungen führen und wie man die Signale des eigenen Körpers richtig deutet.

riva